産業保健と看護
2025年春季増刊

保健指導
ブラッシュアップ BOOK

アセスメントと対話のコツをつかむ

編著 **鳥羽山睦子**
社会福祉法人聖隷福祉事業団保健事業部運営管理センター顧問
イノベーション人材育成センターセンター長

▶ はじめに

　保健指導は、健康を支えるために重要な役割を果たしています。対象者の気づきを促し、具体的な行動変容を引き出し、行動が習慣的に定着し、最終的には自立した健康管理ができるようになることを目指します。その現場では、対象者の健康課題を的確にアセスメントし、信頼関係を築きながら効果的な対話を進めることが求められます。しかし、「どのように話を聴けば本音を引き出せるのか」「相手の状況をどのようにアセスメントし、支援するとよいか」と悩むことも多いのではないでしょうか。

　本増刊の方向性を検討する際に、保健指導経験が浅い指導者から「対象者との会話の糸口がつかめない」「話の進め方がわからない」という悩みを聞き、保健指導実践者が「アセスメントの視点」を深め、対象者との「対話のコツ」をつかむことを目的とした内容になりました。初学者の方には、基礎的なスキルを身につける手助けとなるように、具体的な事例や実践のポイントをわかりやすく解説しました。経験を積んだ方には、自身の指導を振り返り、ブラッシュアップするためのヒントとして活用いただける内容を盛り込んでいます。この一冊で保健指導の基礎だけでなく具体的な技術や対応策も学べ、スキルアップを図ることができます。

　第1章では保健指導の基礎知識や保健指導実践者の人材育成やガイドラインを、第2章では保健指導の進め方、ケース別の誌上シミュレーションを11例掲載しています。ケースの対象者・健診結果・問診票を見て、どう対応するのがよいのか、読者の皆さんも考えてみてください。第3章ではICT、健康行動に関する理論、最新情報、特別なニーズを持つ労働者などを取り上げて解説しています。本書は保健指導の実践的なスキルを段階的に学べるように構成しました。どこから読んでも参考になるよう工夫しています。興味のある章から読み進め、実践にお役立てください。

　健康診断をやりっぱなしにしないこと、健診結果に基づき保健指導を徹底し、事後フォローまで責任を持つことが重要です。その中で保健指導は、一方的な指導ではなく、対象者との対話を通じて「一緒に考え、行動を支援する」ものです。愛のある保健指導は、相手の心に届き、行動の変化を生み、健康のその先にある「幸せ」につながります。命を守っていく使命をいつも心に置き、対象者に寄り添っていきましょう。

　本書が皆さまのスキルアップや日々の実践の一助となり、より多くの方の健康づくりにつながることを期待しています。

2025 年 3 月

社会福祉法人聖隷福祉事業団 保健事業部 運営管理センター 顧問
イノベーション人材育成センター センター長

鳥羽山 睦子

保健指導 ブラッシュアップBOOK

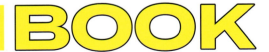

産業保健と看護
2025年春季増刊

Contents

はじめに ……………………………………………………………………… 3
執筆者一覧 …………………………………………………………………… 7

第1章 基礎編

❶ 保健指導とは
- ▶1 保健指導の定義 ……………………………………………………… 10
- ▶2 保健指導に必要な情報の取り方と活かし方 ……………………… 12
- ▶3 保健指導が行動変容につながるために …………………………… 17
- ▶4 保健指導の準備 ……………………………………………………… 19
- ▶5 保健指導の記録と報告 ……………………………………………… 23
- ▶6 保健指導の効果を出すには何が必要か …………………………… 29

❷ いま健診・保健指導実施者に求められる能力とは ………… 34

❸ 保健指導実施者に求めるスキル／人材育成

▶1 聖隷保健事業部の「見える化」を活かした人材育成 ………………… 38

▶2 淳風会健康管理センターの「自立して特定保健指導業務を遂行できる」
までの育成 …………………………………………………………… 46

❹ 必ず押さえておくべき診療・治療ガイドライン ………… 52

第2章 **実践編**

❶ 健診結果をどう見る？ ケース別アセスメント

▶0 保健指導の進め方 ……………………………………………………… 54

▶1 肥　満 …………………………………………………………………… 58

▶2 脂質異常症 ……………………………………………………………… 66

▶3 高血圧 …………………………………………………………………… 74

▶4 肝機能異常 ……………………………………………………………… 82

▶5 糖代謝異常 ……………………………………………………………… 90

▶6 心電図異常 ……………………………………………………………… 98

▶7 貧　血 …………………………………………………………………… 104

▶8 高尿酸血症 ……………………………………………………………… 112

▶9 CKD／糖尿病関連腎臓病（DKD）………………………………… 120

▶10 低体重 …………………………………………………………………… 128

▶11 高ストレス者 …………………………………………………………… 136

❷ 安全かつ成果を出す保健指導のための注意点

▶1 受診勧奨が必要なとき ………………………………………………… 144

▶2 対象が未受診の場合の初期対応 ……………………………………… 149

▶3 対象が治療中の場合の注意点 ………………………………………… 152

▶4 管理職／上司への働きかけが必要なとき …………………………… 155

第3章 応用編

❶ オンライン保健指導の利点・課題と実践上の工夫 …… 160

❷ こんな場面で使える！ 知っておきたい理論と手法
- ▶**1** ヘルス・ビリーフ・モデル …………………………… 164
- ▶**2** 行動変容のステージモデル ………………………… 168
- ▶**3** コーチング ………………………………………… 172
- ▶**4** 行動経済学：ナッジ理論 …………………………… 178
- ▶**5** 認知行動療法 ……………………………………… 185

❸ 健康維持の基本要素に関連する最新情報
- ▶**1** 運 動 ……………………………………………… 187
- ▶**2** 栄 養 ……………………………………………… 190
- ▶**3** 睡 眠 ……………………………………………… 193
- ▶**4** アルコール ………………………………………… 196
- ▶**5** 喫 煙 ……………………………………………… 199

❹ 特別なニーズを持つ労働者への支援
- ▶**1** 工場勤務の労働者への健康支援 …………………… 202
- ▶**2** 交代制勤務者への健康支援 ………………………… 205
- ▶**3** 海外赴任中の労働者への健康支援 ………………… 208
- ▶**4** 女性への健康支援 ………………………………… 212
- ▶**5** 高年齢労働者への健康支援 ………………………… 215
- ▶**6** LGBTQ＋ …………………………………………… 218

▶ 執筆者一覧

編集・執筆

鳥羽山 睦子 　社会福祉法人聖隷福祉事業団 保健事業部 運営管理センター 顧問
イノベーション人材育成センター センター長

執筆

第1章

河野 啓子	日本産業看護学会 理事長／四日市看護医療大学 名誉学長
德永 京子	合同会社チームヒューマン 代表社員
齋藤 明子	株式会社ヘルス＆ライフサポート 代表取締役
村田 陽子	有限会社ビーイングサポート・マナ 代表取締役
荒木田 美香子	川崎市立看護大学 看護学部 副学長 教授
大沼 朱美	社会福祉法人聖隷福祉事業団保健事業部 運営管理センター 保健看護管理課 次長
遠藤 恵子	一般財団法人淳風会 淳風会健康管理センター 保健指導部 部長
鳥羽山 睦子	社会福祉法人聖隷福祉事業団 保健事業部 運営管理センター 顧問

第2章

鳥羽山 睦子	社会福祉法人聖隷福祉事業団 保健事業部 運営管理センター 顧問
坂東 知里	社会福祉法人聖隷福祉事業団 保健事業部 運営管理センター 保健看護管理課 係長 管理栄養士
西澤 千春	食すたいるlabo 代表 管理栄養士 NRサプリメントアドバイザー
光畑 桂子	公益財団法人筑波メディカルセンター つくば総合健診センター 看護部長
岩田 智美	一般財団法人芙蓉協会 聖隷沼津健康診断センター 健康支援課 保健師
宮﨑 美菜子	一般財団法人芙蓉協会 聖隷沼津健康診断センター 健康支援課 係長
桑原 聖子	社会福祉法人聖隷福祉事業団 保健事業部 聖隷労働衛生コンサルタント事務所
森島 多美子	社会福祉法人聖隷福祉事業団 保健事業部 聖隷労働衛生コンサルタント事務所
土屋 易寿美	社会福祉法人聖隷福祉事業団 保健事業部 運営管理センター 情報システム課 課長 管理栄養士
松信 和奈	社会福祉法人聖隷福祉事業団 聖隷佐倉市民病院 透析室 係長
髙木 順子	一般財団法人芙蓉協会 聖隷沼津健康診断センター 健康支援課 課長
大西 裕美	マーキーズヘルスコンサルティング 代表 元P&Gジャパン株式会社 アジアヘルスシステムズ マネージャー
中西 湖雪	一般財団法人芙蓉協会 聖隷沼津健康診断センター 医療産業保健推進連携室

	金森 悟	帝京大学大学院 公衆衛生学研究科 講師
	大森 美保	日本赤十字豊田看護大学 看護学部 公衆衛生看護学領域 講師
	西 賢一郎	ジヤトコ株式会社 安全健康管理部 統括産業医
	北野 佳美	社会福祉法人聖隷福祉事業団 保健事業部 聖隷健康診断センター 健診看護課 健康運動指導士
	西澤 千春	食すたいるlabo 代表 管理栄養士 NRサプリメントアドバイザー
	内村 直尚	日本睡眠協会理事長／日本睡眠学会理事長／久留米大学学長
第3章	吉本 尚	筑波大学健幸ライフスタイル開発研究センター センター長
	菊地亜矢子	筑波大学健幸ライフスタイル開発研究センター
	飯尾 素代	社会福祉法人聖隷福祉事業団 保健事業部 聖隷健康診断センター 健診看護課 課長補佐
	福田 裕子	三菱ケミカル株式会社 人事本部 人事部 健康支援グループ
	市丸 麻衣子	株式会社アドヴィックス 人事総務部 人材開発室 健康推進グループ 担当員 保健師
	黒石 宏美	三菱重工業株式会社 HR戦略部安全・健康推進センター 本社健康管理チーム
	浅沼 栄里	社会福祉法人聖隷福祉事業団 保健事業部 聖隷健康診断センター 婦人科 医師
	今西 茂人	一般財団法人芙蓉協会 聖隷沼津健康診断センター 健康支援課 保健師
	三木 明子	関西医科大学 看護学部 看護学研究科 精神看護学領域 教授

第1章

▶ 基礎編

第1章 ▶ ① 保健指導とは

▶ 1 保健指導の定義

　このたびの執筆にあたり、60年以上にわたって保健指導に従事してきた経験者として、あらためて保健指導の基本の「基」について考えてみました。保健指導は言うまでもなく産業看護活動において重要な業務で、私自身、さまざまな個人・集団／組織に対して、いろいろな時に、そしていろいろな場で実施してきました。

　時代の変遷とともに保健指導の考え方も変化し、その基本スタンスも異なってきています。そこで、この機会に、産業医、産業看護職、栄養士、運動指導士、衛生管理者などさまざまな職種からなる50人の産業保健領域の保健医療関係者に、「あなたの考える保健指導とは何か」を聞かせていただきました。中には「指導」という言葉から「対象者を健康の保持増進に向けて教え導くもの」との「上から目線」の回答もありました。しかしながら、大多数の人は「対象者が健康の保持増進ができるように支援すること」「対象者が自らの健康を振り返り、健康の保持・増進・改善のための行動ができるように支援すること」「対象者の生きがいや役割を考え、対象者が健康の保持増進のためのセルフケア能力を高めるための支援」「対象者が健康でQOLの高い生活ができることを視野に入れた、対象者自身による健康保持増進能力を高めることへの支援」といった「支援」のスタンスを標榜する回答を寄せてくださいました。また、保健指導は個人のみでなく、職場／組織に対しても実施しますが、このたびの調査にご協力くださった皆さんの意見の中には、それらについて触れられているものはありませんでした。

　また、立場を変えて、保健指導を受ける側の皆さん50人に、「保健指導」と「保健支援」という言葉に対するイメージを伺いました。その結果、42人（84％）が「保健支援」のほうがよいとの回答でした。その理由として、自由記載欄に貴重な意見がありました。「保健指導」と聞くと、また何か厳しい指摘を受けるのではないか、わかっていることを言われるだけなので受ける気がしない、所属長の命令なので仕方なく受けるといった、あまり良い印象は持てない感じの意見がありました。一方、「保健支援」だと親しみやすい、自分の意見を聞いてもらえる、自分が抱えている事情を理解してもらえる、専門職からの押し付けではなく自分たちの主体性を重んじている感じがするなどの意見がありました。昔から「名は体を表す」と言います。現在、私たち産業看護職は、「指導」ではなく「支援」のスタンスで保健指導を実施しています。また、「表現が変われば意識も変わり行動も変わる」とされていますので、「保健指導」の名称については、一考

を要するのではないかとずっと感じてきましたし、今回の調査でもその思いを強くしました。

　さて本題の「保健指導とは」ということですが、既述のようにいろいろな考え方があります。それらを尊重しながら、私としては保健指導を、「**あらゆる年齢、あらゆる健康レベルの人々が、それぞれの健康レベル向上のためのセルフケア能力を高め、生涯を通して健康で充実した生活ができるように、個人・集団／組織に対して行う健康支援**」と定義したいと思っています。

　保健指導は、言うまでもなく産業保健領域のみならず、地域保健・学校保健領域、医療機関、福祉機関などのさまざまな保健医療福祉機関で、そして、さまざまな保健医療福祉専門職によって実施されています。それも個人に対してだけでなく、個人が健康的な生活ができるように環境を整備するための集団／組織へも行われています。

　しかし、私たちの活動の場である産業保健領域での看護職による保健指導の歴史をひもときますと、多くの施策に保健指導が登場しますが、それは個人へのものが主体となっています。例を挙げますと、まず1つ目として1988年に出された健康保持増進措置（THP：Total Health Promotion Plan）では、対象者全員に対して看護職による保健指導が実施されることとなりました。1972年に労働安全衛生法が制定されたときは、看護職は衛生管理者としての役割を果たすこととされていましたが、THPでは産業保健指導者という名のもとに看護専門職の役割として保健指導が求められることになりました。その内容は、「勤務形態や生活習慣に配慮した、睡眠、喫煙、飲酒、口腔保健などについての健康的な生活習慣確立のための生活指導」となっており、限定された内容ではありましたが、当時としては画期的なものでした。2つ目が、1996年の労働安全衛生法の改正により、健康診断の結果に基づく事後措置が条文化され、看護職の役割として保健指導が求められました。その内容は、「日常生活面での指導、健康管理に関する情報の提供など」とされており、看護職としての保健指導の内容がTHPと比較して拡大しました。また、働く人のみを対象としたものではありませんが、3つ目として2008年開始の「高齢者の医療の確保に関する法律」により保険者に義務付けられた特定健診・特定保健指導でも保健指導がその柱として位置づけられ、看護職への期待が高まりました。この制度は40歳から74歳までが対象ですから、多くの働く人が該当することになります。ここでの保健指導の目的は、「対象者が自らの生活習慣における課題に気づき、自らの意思による行動変容によって健康課題を改善し、健康的な生活を維持できるよう、必要な情報の提示と助言等を行うこと」とされています。この3つの施策のメインの目的は、「対象者が健康的な生活習慣を身に付け、疾病の予防・健康の保持増進を図れるように、個人を対象とした保健指導」と受け取ることができます。

河野 啓子

第1章 ▶ ❶ 保健指導とは

2 保健指導に必要な情報の取り方と活かし方

効果の上がる保健指導の前提条件

　長年積み重ねてきた生活習慣を変えることは至難の業です。まして、働く世代の人々は仕事が忙しく、健康づくりの重要性は理解していても実行できないといった事情もあります。それだけに健康的な生活習慣への行動変容は難しく、保健指導を担当する専門職にはかなりの工夫が求められます。そこで、その工夫の礎として、まず効果の上がる保健指導の前提条件について考えてみます。

1) 対象者との信頼関係の樹立

　まず大切なことは、対象者に保健指導者としての自分を信頼していただくことです。そのために必要なことを以下に記します。

　1つ目は、プライバシーの厳守です。私たちは看護専門職として「プライバシーの厳守」は当然のことと心得ていますが、念には念を入れて、肝に銘ずることが大切です。保健指導時に話題となったことを、それ以外の場で何気なく話したことが問題になったことを耳にすることがあります。企業（組織）にあっては社員（職員）一人の信用を失うことにより、それが組織全体に拡がっていくことが懸念され、信頼関係を壊してしまうことになりかねません。

　2つ目は、科学的根拠に基づく情報提供を行うことです。現代はマスコミをはじめWeb上でも健康情報があふれています。これらにはもちろん有用なものもありますが、必ずしも正しいとは言えないものもあります。対象者からのこれらに対する質問・確認事項について、エビデンスに基づいた判断のもと、的確な情報提供ができることは信頼関係を築く上で欠かせない条件です。そのための実力をつけることが大切です。

　3つ目は、対象者の立場に立った解決への努力をすることです。これは看護専門職としては基本中の基本のスタンスとして日頃から実践していますが、熱意のあまり専門職としての自分の考えを前面に出した保健指導を見聞きすることがあります。

　4つ目は、行動変容を起こしてもらうことが最終目的ではなく、行動変容は保健指導のプロセスであるとの考え方を持つことです。行動変容で健康的な生活習慣を身に付け、生涯を通して健康で充実した生活（QOLの高い生活）を送っていただくことを目的とした支援を行うことです。

5つ目は、対象者に信頼される人間性を養うことです。保健指導を担当する専門職には、オーストリア出身の哲学者マルチン・ブーバーの言う「幼子を抱く母親の気持ち」といった、温かく、豊かで安心感のある人間性が必要で、これは対象者との信頼関係を強める上で重要だと思います。

2）対象者についての全人的理解

　対象者がそれぞれの健康レベル向上のためのセルフケア能力を高め、健康で充実した生活ができるように支援するためには、対象者について全人的に理解することが大切です。そのためには多くの情報が欠かせません。産業現場での対象者は働く人ということになりますので、労働者としての視点、社会生活を営む生活者としての視点、生産年齢におけるライフステージ上の課題という視点の情報が必要です。そのための情報を得るのに便利なものとして、個人のアセスメントツールがあります[1]。

　このツールは個人の健康課題・強みをアセスメントするために開発されたものですが、対象者を健康の側面から全人的に理解するための情報を得るツールとしても役立つものです。フェイスシートと領域別シートの2つで構成されており、フェイスシートでは、対象者個人の健康や仕事に関する履歴について情報を得ることができ、領域別シートでは、北米看護診断協会インターナショナル（NANDA-I：North American Nursing Diagnosis International）に示されている13領域に則り、個人のさまざまな側面の健康情報を収集するのに有用なものです。本稿では保健指導のために特に役立つと思われるフェイスシートと、13領域のうち「ヘルスプロモーション」「栄養」「活動／休息」「知覚／認知」「役割関係」「コーピング／ストレス耐性」「生活原理」「安全衛生／防御」「成長／発達」の9領域について紹介します。

①フェイスシート

　フェイスシートからは、対象者のライフイベントをはじめとしたライフヒストリー情報、職場での異動歴、職位歴、勤務形態歴、安全衛生に関する教育受講歴など就労に関する情報、健康教育参加歴、そして既往歴・現病歴、家族歴、欠勤・長期休業歴、就業制限歴などの情報を得ることができます。

②領域別シート

　既述の9領域について、それぞれの領域から得られる情報をもう少し具体的に述べると、以下のようになります。

ヘルスプロモーション

　対象者の個人要因としての健康自覚、健康課題に関する知識・意識（態度）・行動について、また、対象者を取り巻く環境要因としての家庭、職域、地域に関する情報

栄養

　食パターン、食事の好み、食事への関心、食事に関して受けたことのある助言といっ

た食生活に関すること、体格の変化、栄養代謝に関する変化などの体格に関する状況、消化吸収に関する状況、体液量の状況に関する情報

活動／休息

睡眠時間や熟睡感などの睡眠、休暇取得状況や業務中の休憩などの睡眠と休息に関すること、労働、生活活動、活動の障がい、活動機能などの労働と生活活動に関する情報

知覚／認知

触覚・味覚・嗅覚などを通じた物理的・機能的情報の受け入れ方に関する状況、物事の受け入れ傾向や物事の意味づけ、判断のしかたの傾向、受け取った情報の理解、言語的・非言語的コミュニケーションの特徴に関する情報

役割関係

職域での役割、人間関係、重要他者の存在、最近の喪失（役割、機能）などの職域における役割に関すること、家族構成、家庭での役割、経済状況、家庭での人間関係、重要他者の存在、住居形態などの家庭における役割に関すること、地域での活動・役割、地域での人間関係、重要他者の存在などの地域における役割に関すること、産業保健担当者との人間関係、地域の医療機関関係者との人間関係、重要他者の存在などの医療従事者とのつながりに関する情報

コーピング／ストレス耐性

ストレス対処の具体的な方法や傾向・ストレスに対する抵抗力などのコーピング／ストレス耐性やストレスに対する心理的反応、行動に表れる反応、反応の原因となったストレス要因などのストレス反応に関する情報

生活原理

文化や重要な人生上の価値・信条、生きがい、働きがい、価値に影響を及ぼすことなどの価値観に関する情報

安全衛生／防御

個人的要因としての安全衛生行動へのプロセス、安全衛生に関わる心理的・生理的要因、安全衛生に関わる技能、外的要因としての職域の環境・作業・管理・教育要因、地域の環境要因、家庭の環境要因に関する情報

成長・発達

身体的成長／発達や精神的・社会的成長／発達に関する情報

これらの情報は、保健指導の目的を達成するために役立つことが多いことを、私は度々経験しています。特に困難を極めた保健指導でしたが、ヘルスプロモーション領域、栄養領域、活動／休息領域、役割関係領域の情報、中でも生活原理領域の情報を勘案した支援の結果、うまくいった事例を次に紹介します。

何のための情報収集か：QOL 向上に着目した健康支援

Aさん　男性　50 歳　製造課長

・家族構成：中学校教員を務める妻との二人暮らし

・家族歴：母親が DM

・健診結果：30 代後半、職長から主任に昇格した頃から体重が少しずつ増加、尿糖（＋）。40 代に入り空腹時血糖上昇、45 歳で課長に昇格して以降体重増加が加速し、BMI が 25 を超えた。50 歳の行動変容直前の BMI は 27.1、空腹時血糖 128mg/dL、HbA1c 6.3%

　Aさんは高校を卒業して F 事業場に就職し、製造部の作業員としてずっと現場で働いてきました。誠実でクリエイティブな仕事ぶりが評価され、歴代大学卒のポストであった製造課長に高校卒として初めて抜擢されました。100 人近くいた同期の中で A さんは出世頭であり、バリバリと仕事をこなして多忙を極め、しかも 200 人の部下の面倒もよくみる立派な課長でした。もともとお酒が好きで、部下とのコミュニケーションの手段として「飲みニケーション」が多くなっており、明らかにオーバーカロリーの状況でした。そして血糖値の上昇が健康課題として挙げられていました。

　Aさんには DM の家族歴があり、40 歳を過ぎた頃から毎年の健診結果でも体重の増加とともに空腹時血糖がじわじわと上がっており、50 歳の時にはついに HbA1c が 6.0％を超える状態になりました。産業看護職として、A さんの仕事上の立場は理解しながら、早くから食事や運動についての支援を行ってきましたが、A さんは典型的な「その必要性はわかっていても実行できない」タイプの人でした。どうすれば行動変容を起こしていただけるか、いろいろと考えて、A さんの生活原理、つまり、重要な人生上の価値・信条、働きがい、生きがいは何かについての情報を、A さんと親しい人たちから収集しました。その結果、「A さん夫妻の趣味は絵を描くことであり、今は忙しくて我慢しているが、定年退職後は二人でスケッチ旅行に行くことを楽しみにしている」との情報を得ました。

　私は定期健康診断後に全ての人に会い、医学的所見のみでなく、社会的健康も含めた看護の視点で課題について話し合うこと（お喋り問診）にしていましたので、生活原理に関する貴重な情報を得てすぐ後の A さんとの面談で、DM の合併症について尋ねてみました。A さんからは糖尿病性腎症、神経障害、網膜症とすらすらと答えが出てきました。そこで、網膜症とはどんな病気かを確認したところ、「網膜の細い毛細血管がモロモロになり、失明してしまう病気ですよね」との回答でした。A さんは知識があ

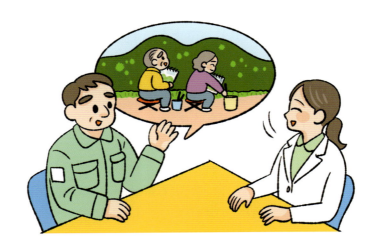

るにもかかわらず、このことが自分の退職後の楽しみを奪ってしまうことには気づいていませんでした。そのため、その気づきを持っていただくよう支援した結果、大変なインパクトがあったようで、今まで「食事の内容を3日間記録して持参してきてほしい」と依頼しても、「多忙な身ではとてもできない」と言っていたにもかかわらず、気づきの後からは私が依頼したわけでもないのに翌日から3日間、朝・昼・夜の食事内容と飲酒量とを自発的に記録し届けてくださいました。早速その分析を栄養士さんにお願いした結果、想像以上の高カロリー摂取で、本人も驚かれたほどでした。工場食は揚げ物が多く高カロリーなので、お弁当を持参したいけれど、中学校の教員として要職に就いている多忙な妻にそのようなことは頼めないとのことで、実現できない状況でしたが、早速実行していただきました。そして、なんとそれを退職までずっと継続されました。

　この事例は、対象者の働きがい・生きがいといった生活原理を大切にした支援であり、看護専門職として大きな達成感を得ることができた保健指導の一例です。Aさんは現在86歳ですが、退職後もDMの悪化はなく、もちろん合併症も発症していません。そして、妻とともに念願のスケッチを楽しんでおられます。私は自宅がAさんと同じ横浜にあり、ときどき山下公園へ出かけるのですが、そこでスケッチをしておられるAさん夫妻にお目にかかることがあります。そのたびにAさんから「あのときの保健指導による気づきのおかげで今がある」と感謝の言葉をいただき、恐縮するとともに嬉しい気持ちになります。

参考文献
1) 河野啓子監修. 産業看護アセスメント：実践のための個人・集団／組織のアセスメントツール. 東京, 法研, 2024.

河野 啓子

第1章 ❶ 保健指導とは

3 保健指導が行動変容につながるために

　前項で述べた通り、行動変容を促す保健指導の前提条件を整備することは保健指導の担当者にとって重要で、保健指導の礎になるものです。この礎をもとに、私が保健指導のさらなる向上を目指して、どのような工夫をしてきたか、その一端をご紹介します。

保健行動理論の活用：「場の理論」

　保健行動理論は数多くありますが、第3章に示されている「ヘルス・ビリーフ・モデル」「行動変容のステージモデル」「コーチング」「ナッジ理論」「認知行動療法」などは、保健指導の効果を上げるにあたりいずれも有用な理論だと実感しています。例えば、行動変容のステージモデルは、対象者へ的を射た支援を行う上で重要なもので、特定保健指導の標準的質問票にも取り上げられています。その他の理論も、前項で前提条件として挙げた、対象者の全人的理解のために得た情報をもとに、頭をフル回転させて、対象者ごとにどの理論の活用が適切なのか考え、上手に活用することが大きな成果をもたらします。

　加えて、私がしばしば使用し、役立つと思っている理論が「場の理論」です。この理論は、社会心理学者のクルト・レヴィン（英語読みはカート・レヴィン）によって提唱されたものですが、その内容は以下の式で示されます。

$B = f(P \times E)$　　B：Behavior　P：Person　E：Environment

　つまり、「人の行動」は「その人自身」と「その人を取り巻く環境」の積の関数であるという理論です。保健指導にあたって、対象者が健康的な生活を送ることができるように支援し、本人がその気になったとしても、周りの環境の影響でできないことは多々あります。飲酒量が課題になっていたBさん（38歳、男性）の例を挙げてみましょう。

　Bさんは「お酒がなくては生きている甲斐がない」というほどのお酒好きで、少ない日で2合、多い日は5合の飲酒状況でした。毎年の健診後の私とのお喋り問診でも、肝機能の検査結果を最も気にして、自分から話題にしているほどでした。ある年、例年に比べて肝機能が悪化していることを認識していたところに、父親が肝硬変で亡くなりました。今度こそ適正飲酒に切り替え、行動目標として日本酒2合／日にし、日曜日を休肝日にするとの決意を私に表明してくださいました。しばらくはよい経過をたどっていたとのことでしたが、途中で飲酒量が増えたとの報告を本人から受けました。その原因

の大きなものとして、職場で開催される飲み会への参加がありました。Bさんが所属している職場は、管理監督者をはじめお酒好きの人が多いところで、飲み会がしばしば開かれていました。Bさんは行動変容を起こすまでは欠席することなく参加していたのですが、参加すると飲み過ぎてしまうので、出席回数を少しずつ減らしたところ、人間関係に課題が生じたとのことで悩んでいました。私が勤務していたF事業場は、早くから安全衛生のライン化が進み、日頃から産業看護職とラインの管理監督者とのパイプを太くし、信頼関係を築いていましたので、管理監督者に「職場での飲み会のあり方」について、職場の小集団活動のテーマとして検討してもらうよう働きかけました。早速実行され、飲み会の回数を今までの半分に減らすことで意見の一致を見たことを管理監督者から聞き、合わせてBさんからも自分の行動計画が何とか守れそうだと報告を受けました。Bさん（P）がその気になり、職場の協力（E）を得ることによって、効果を得た例です。

信頼関係の構築に役立つ理論

このように、保健指導の場では多くの理論が活用されていますが、プロクセミクス、特にキネシクスは実際の保健指導に有用なだけでなく、保健指導の前提条件としての信頼関係の構築の上でも大切だと常々思っています。

1）プロクセミクス

プロクセミクスは、人間がその周囲の空間に対して示す反応について研究する学問です。保健指導では、対象者と保健指導担当者が座る位置や接近の程度などを決める上で参考になる学問です。ちなみに座る位置は90度が適切だとされていることはよく知られていると思います。

2）キネシクス

キネシクスは、人と人との非言語的コミュニケーションの視覚的側面について研究する学問です。対象者に対して良い印象を与えるための条件についても研究されており、その例として以下のことが挙げられています。

①良い笑顔とアイコンタクト
② TPOをわきまえた清潔感のある身だしなみ
③テキパキとした立ち居振る舞い
④ハキハキとした明るい話し方

私もなんとか、表情を豊かにする努力を重ねていますが、なかなか一朝一夕にはうまくいかないことを実感しています。

Smile

河野 啓子

4 保健指導の準備

　保健指導の効果を最大にし、対象者・支援者双方にとっても有意義な時間にするためには、事前の準備もとても大切な要素です。事前準備が不十分だと、「対象者になんて思われるだろう？」「答えられない質問をされたらどうしよう？」「対象者が話を聞いてくれなかったらどうしよう？」など、次々と不安が出てきて、自信がゆらぐこともあります。事前にどのような準備が必要か、順番に見ていきましょう。

当日までの準備

1）保健指導の目的とゴールを確認しましょう

　ひとことに保健指導と言っても、何のために実施するのかがわかっていないと、ピント外れな指導をしてしまいます。健康診断の後の保健指導なのか？ 特定保健指導なのか？ ストレスチェック後の面談なのか？ 何かのイベントに付随した健康相談なのか？ 目的を理解していないと、ただ時間だけが過ぎていくことも少なくありません。また、どこをゴールにするかを明確にしておきましょう。そこがぶれてしまうと、大切なことを言い忘れることがあります。

　特に、特定保健指導では、決められた時間内に目標設定をするというルールがあるため、情報収集に要する時間や、対象者が考えて自ら目標や具体策を考える時間など、時間配分も考えておく必要があります。時間がないからと、支援者が目標や具体策を考えて、押し付けてしまうと対象者自身の意欲を奪ってしまうことになりかねないので気を付けましょう。

2）対象者の情報を確認しましょう

　対象者の健康診断結果や問診票を確認し、読み解いておきましょう。対象者の年齢、性別、健康診断のそれぞれの検査データがどんな意味を持っているのか、過去の病歴や生活習慣、治療している疾患の有無、主治医の指示や指導内容、どのような仕事をしているのか？ 理解度や障がいの有無、健康意識はどうか？ など、わかる範囲で対象者の理解につながることを確認しておきましょう。

　検査データを見ても、どう説明すればよいかがわからない場合は、必要な知識を身に付けておくことも大切です。一つひとつのデータの読み解きと併せて、複数のリスクが存在する場合もあるため、総合的に判断することも学習しておく必要があります。

3) 保健指導を効果的に実施するための媒体を準備しましょう

　口頭だけで保健指導を実施することは可能ですが、対象者の理解や行動変容を促すために、わかりやすくまとめたパンフレットなどの教育媒体があると、対象者と知識を共有することができます。保健指導時に説明して、対象者に手渡すことで、次の行動の後押しをすることも可能になります。

　企業では、一定の割合で障がい者を雇用しています。対象者の理解度や障がいの種類、程度に応じた媒体の工夫をすることも重要です。知的障がいがある場合はわかりやすい文章にする、ふり仮名を付ける、わかりやすいイラストなどもあるとよいでしょう。視聴覚に障がいがある場合は、点字媒体や音声媒体、手話通訳の同席、筆談など、事前に必要なことも確認しておきましょう。

4) 保健指導対象者への連絡調整

　事務担当者を通じて、保健指導実施日の調整や対象者への連絡を行います。自社の会場を使用するのか、対象者の事業所に訪問するのか、対面実施なのか、オンライン実施なのかなどについても事前に打ち合わせしておきましょう。

当日の準備

1) 対象者一人当たりの保健指導に使える時間や会場を確認しておきましょう

　対象者は、業務時間内に離席して保健指導を受けにきます。一人当たりに使える時間を確認し、決められた時間内に終わらせるようにしないと、対象者の離席時間が長くなって、仕事に支障を来すことがあります。対象者・指導者双方の時間を無駄にしないように気を付けましょう。また、保健指導が終わった後に記録をしますので、その時間も含めた時間を組んでおきましょう。

　保健指導の場では、健康診断やストレスチェックの結果という機微な情報を扱いますので、プライバシーが守れる部屋を確保し、対象者どうしが鉢合わせしないように時間割を組みます。また、保健指導の会場に対象者が来たときにわかりやすいよう、「保健指導会場」などの表示をしたり、指導中か否かがわかるようにするなどの工夫をしましょう（図1）。待機時間ができてしまった場合に、座って待つことができるように椅子も準備しましょう。

2) 必要物品を確認しましょう

　指導媒体や記録用紙、筆記用具などの必要物品を準備します。対象者・支援者双方が時間を意識できるように、テーブルに着いたときに二人が確認できる位置に時計を置いておきましょう。最近はオンラインでの保健指導も増えてきました。Web会議室システムを使ったオンラインでの保健指導や健康管理システムなどを使用する場合は、インターネットにつながったパソコン、タブレットなどを準備しましょう。

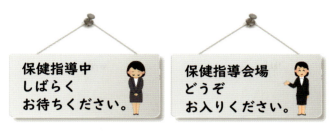

図1 会場と状況を知らせる表示の例

3）事務担当者との連携

仕事の都合で対象者が時間に遅れたり、急な変更が出てくることを想定し、事務担当者と連絡が取れるようにしておきましょう。

4）自分の服装、見た目をチェックしましょう

人は第一印象がとても重要だということをご存じでしょうか？「人は見た目じゃない」とは言うものの、これから自分の健康状態について話をしようとする人の服装が不潔であったり、なんとなく顔色が悪かったり、不愛想で話しにくそうな感じがする人だとしたら、素直に話をすることを妨げてしまいます。清潔感や当日の顔色などをチェックして、対象者に不快感を与えないか確認しておきましょう。対人保健サービスにも適度な化粧は必要です。

準備チェックリストを 表1 にまとめました。

心の準備・相手を受け入れ気持ちを汲み取るための観察

さあ、いよいよ保健指導本番です。対象者に信頼してもらい、行動変容の一歩を踏み出す後押しになるような保健指導ができるようになるためには、支援者としての自己研鑽が最も重要です。日々の保健指導で感じたこと、うまくいったこと、逆になんとなく気まずい雰囲気で終わってしまったなど、保健指導の振り返りをしたり、わからなかったことを先輩に確認しておくなど、日々の学びを大切にしましょう。

これまで健康診断結果の読み解きや、保健指導ツールなどを準備してきましたが、対象者の状態や反応を見ながら進めていくようにしましょう。せっかく準備したのだから、すべて言わないといけない！と気負ってしまうと、対象者と気持ちのすれ違いが起こることがあり、双方にとって居心地が悪い時間になってしまいます。また、わからないことを質問されたら、慌てずに落ち着いて、今はそのことに関する情報を持っていないことを伝え、後日知らせるなどの方法でフォローする旨を伝えましょう。

表1 保健指導の準備チェックリスト

【当日までの準備】

	1	保健指導の目的を確認しましたか
	2	対象者ごとの情報を確認しましたか
	3	対象者の健康データの読み解きはできましたか
	4	対象者に合った媒体を準備しましたか
	5	対象者に合理的配慮を要する場合の準備を確認しましたか
	6	保健指導の実施場所、方法について担当者と打ち合わせしましたか

【当日の準備】

	1	対象者一人当たりの所要時間を確認しましたか
	2	プライバシーが守れる部屋を確保しましたか
	3	保健指導会場がわかりやすいように表示しましたか
	4	待機時間ができたときの待機場所を確保しましたか
	5	必要物品はそろっていますか
	6	事務担当者と連絡が取れるようにしましたか
	7	保健指導にふさわしい服装、体調（顔色など）ですか
	8	保健指導時点で対象者に対して適切な情報提供ができなかった場合のフォローは適切ですか

【普段からの準備】

	1	自分の保健指導について振り返りを行いましたか
	2	わからないことは先輩に確認するなど、疑問点は解消しましたか
	3	保健指導に関する自己研鑽の場と時間を確保していますか

　保健指導の成功は、事前準備と自己研鑽にかかっています。十分な準備を行うこと、日々の気づきを大切にし、自身のスキルアップにつながることに時間を割くことで、対象者に寄り添った指導が可能となり、健康行動への後押しをすることができます。皆さんが対象者と有意義な時間を過ごし、やりがいを持って保健指導に臨むことができるように応援しています。

徳永 京子

第1章	❶ 保健指導とは

5 保健指導の記録と報告

記録の意義と目的：なぜ記録が必要でしょうか

書籍『こう書けばわかる！保健師記録』では、記録について以下のように述べられています。「保健師が考えたこと、行ったこと、知り得た情報を他の専門職や他の保健師に伝えるためにあります。それは、医療保健福祉サービスを一貫して継続して行い、サービスの質を維持するためです」。また、記録の意義については、「記録とは、ある目的のために関連した情報を文字で伝達するコミュニケーションの手段である。保健医療福祉の専門家がチームで関わるため、住民の情報を正しく共有することが必要である」とあります[1]。産業保健の対象である事業所などにおいては、住民のところを従業員と読みかえるとよいでしょう。

また、『生きた産業保健法学』では、「産業保健における記録は、事業者の健康確保義務、安全配慮義務の履行のための記録という側面があります。記録者にとっての個人情報という面と、本人の個人情報でもある両面を持つため、一部非開示とすることが正当化されるとも考えられる」とし[2]、記録そのものの意義と、開示についての注意を示しています。

保健師にとって記録とは、まず、自らが臨んだ保健指導の目的と支援経過（事実）を残し、他職種、特に産業医と共有できるものであり、従業員の自己保健義務などに責任を持つ専門職としての文書を残しておくものです。ときにはその記録が自らを守ることにもつながるため、専門職として責任が持てるような記載が求められます。また、保健指導の過程を説明できるようにもしておきます。

加えて、記録をもとに、自らの支援がこれでよかったのかについて検討し、次の保健指導につなぐことができるようになっているか、対象者に役立っているのかを評価できるようにすることで、自己のスキルアップにつなげることができます。そのためには、誰が読んでも対象者の状況（客観・主観）と、その状況に対し保健師としてのアセスメント（判断）がなされ、それに基づいて指導計画が立てられていたとわかるようにします。このような記録になっていれば、保健師のアセスメントだけで状況把握ができるようになります。

記録は対象者の状況が把握できており、それに基づいたアセスメントが記入される様

式になっていれば、整理しやすいだけでなく、複数の支援者がいる場合、担当者が変わっても前任者の記録を確認することでそれまでの経過が把握しやすくなり、支援を継続しやすくなります。また、産業保健職間で協議する場合の検討資料としても提示しやすくなります。

記録の目的

先に挙げた『こう書けばわかる！保健師記録』では、記録の目的として以下の4つを示しています[1]。この本は行政保健師を対象としていますが、産業保健指導の記録にも通じます。

①保健活動を保健師および他職種と推進するための情報交換ツールである

情報とは保健師が何の目的で、何を観察し、何を判断して、何を実行したか、対象者はどう変わったか、効果はどうであったかという一連の過程を示すものです[1]。

②保健サービスの質を保障するための資料となる

実践過程そのものを記載することにより、実践が的確かどうか判断できます。

③保健師記録は、保健師活動の評価、実践活動の成果を蓄積する資料となる

記録は学習教材であり、実践の検証や実証研究のデータとしても活用できます。

④保健行政サービスの適性実施を証明する公文書

記録は根拠ある実践活動の証拠であり、町や住民、保健師を守るのも記録です。行政においては公文書として位置付けられますが、産業保健指導サービスと読み替えるとよいでしょう。

わかりやすく要点を漏らさない記録とは

相談の目的に沿って記録を行います。法的に決められた様式がある場合は、そちらを用います（例：特定保健指導の報告様式、過重労働者面接報告、高ストレス者面談様式など）。特定保健指導のように面談記録をシステムに入力する場合、確認漏れを防ぐ意味でもフォーマットがあるとよいでしょう。過重労働面接や高ストレス者面接は、人事労務への報告もあり、所定のフォーマットに記録（面接内容の記録と措置内容を記載）をすることが多いです。

全て記録は読み返すことで相談の振り返りができます。また、産業保健看護職間ではお互いの相談や支援内容を検討することができます。相談記録には、アセスメントが書かれているかが大切です。この場合、対象者の状況把握が要約されていること、状況把握に基づいてアセスメントが記載され、計画されていることが強く要求されます。従来は紙レベルでの記録でしたが、最近は時代の流れでペーパーレス化のためシステムへの入力が増えてきています。お勧めしたい記録の様式は「SOAP」です。SOAPに沿って

表1 記録とアセスメントの一例

SOAP	説明	内容	相談と記録内容
S subjective data	主観的情報	情報収集 （事実）	・「頭が痛いんです」と予約なしに来室 ・薬を飲んでいるが、効かない ・3カ月前に職場が変わり、睡眠時間が十分とれていない 本人情報から以下を確認する ・頭痛状態の確認（例：発熱、継続した頭痛、頻度、持続性について） ・睡眠不足による頭痛への影響確認 ・職場異動と睡眠時間が取れていないことが関係あるかどうかの確認
O objective data	客観的情報	検査データなど	・定期健康診断結果 　血圧正常範囲、他異常なし ・ストレスチェック結果　非該当 ・通院治療状況　なし ・勤怠（残業）状況　前月40H ・熱　36.5℃
A assessment	評価・判断	SOから得られたデータ（事実）からアセスメント（判断）し、本人が頭痛から解放され、異動先で仕事ができるようになることが目標である。そのため労務管理の領域ではあるが、仕事への集中と達成感の自覚を高められるよう、効果的な相談活動の実施と自立への支援の動機づけを行う	支援目標を異動後の職場・職務への適応ができるようにするとした ・頭痛の訴えはあるが、疾患は考えられない ・睡眠時間が十分取れないなど、どうしてそう思えるのか不明であるが、仕事の問題が影響していそうだ ・抑うつ感はそれほど高くなさそうだが、異動した職場環境にまだ適応できていないことがどうも影響しているようだ 頭痛が軽減するまで、職場環境についての思いを聴く必要がありそう ・保健師としての判断（アセスメント）を本人に伝え、今の状況を確認した
P plan	計画	・当日の面談を経て、支援、助言をしたこと ・次回の計画	職場環境にも、仕事にも慣れて働けるよう傾聴を中心とした2週間に1回の面談を提案したが、本人の希望により週1回の面談となる。

記述することで、情報を整理し、論理的な診断推論や計画立案を行えることが特徴とされています[3]。

　ここでは、ある相談の場面を、SOAP形式の相談記録で整理してみます（**表1**）。この事例は、「産業看護アセスメントツール」の領域区分では、個人の領域4（活動／休息）と組織の大項目（労働）の領域で確認したものです[4]。

　この相談の事例の主訴は頭痛でしたが、その背景に職場異動や職種転換があり症状が発現しています。働く人を支援する際に、目の前の症状（主訴）だけにフォーカスするのではなく、対象者の置かれている背景（職場・生活24時間の）情報をしっかり聞き取り、記録することが、対象者の深い理解と適切なアセスメントにつながります。アセスメントが専門職としての判断を求められる重要なところで、ここで現時点での見立て

を行います。SOAP 形式で相談記録を書けるようになるためには、保健指導事例を要約する前に、情報を整理しアセスメントするための練習が最低 10 事例くらいは必要です。具体的には、記録の目的を明確にし、保健指導で得た主観・客観の情報を整理し、アセスメントし計画をします。

ステップ1（S）

本人の主訴（話したこと）や、やりとりの中で本人に確認したことを全部記録する。

ステップ2（O）

本人の主訴の中で、客観的に保健師が必要だと思い確認したことを記録する。

ステップ3（A）

SとOからアセスメントを行い記録する。アセスメントは、以下のように考えを進めてみてください。

①いま、なぜそのような状態になり、何が問題になっているか

②どうなってほしいのか、どうなればよいか（目標を立てる）

③目標をもとにどのような産業保健看護に取り組めばよいか

④次に保健師としての視点（着眼点）によりアセスメントの上、方策を決める。

ステップ4

アセスメントから、Sの要約、Oの抽出を行い、記録する。

ステップ5

SとOから、アセスメントのつながりを確認し、次の保健指導計画を立てる。

ステップ6（P）

次回面談時にアセスメントによる指導計画を評価して面談を進める。以上のステップから、紹介事例（**表1**）のような SOAP 記録として2号用紙に記録する。

上記の練習をすれば、Sは3〜4行、Oは3〜4行、Aは5〜6行、Pは1〜2行が行数の目安となります。およそ 10 事例のトレーニングにより、保健指導記録のための頭の中での整理の仕方（SOの要約とAを行う）と型を習得していきます。

保健指導時に問診票・調査表を使用し確認・支援する場合の留意点

調査表や問診票などを用いる場合の留意点は、設問の確認と本人からの聴取とでは働きかけが異なることです。ここに注意を払わないと、対象者はいつ質問されるのか不安を抱き、話す内容を選びますので、質問する－答えるという関係が成立します。そのため、「まず、このシートで確認させて（教えて）ください」「その後で○○さんの状況を教えてください」と、保健師側の質問と相手の話を聴くという態度の切り替えが必要です。こちらが聞き取ることと、本人が話すことが中心となるやり取りとを分けること、

そしてそのことを相手に伝え、合意を得て進めることが、相手を大切にしながら、自主管理への動機づけを行うことにつながります。以上のような関係を持つことで、対象者の把握やアセスメントが適切になるような記録が可能になります。

初回面接の記録様式を 表2 に示します。業種や業態などによっても項目が変わってくると思います。初回のシートをインテーク用紙として基本情報を整理します。1回の相談で埋めるのではなく、何回かの相談を経て埋めていく場合もあります。経過記録は2号様式に時系列的に記載します（ 図1 ）。この様式にSOAPで記載します。

面談の対象者情報や面談記録は、心理相談などで行う一言一句を起こす逐語録とは異なります。対象者の状況、保健師のアセスメント（判断）を記録できるようになることです。対象者はたくさんの情報を話しますので、要点を押さえてまとめることが求められます。その上でも「SOAP」形式でまとめた記録をすることで、保健指導の記録に必要なスキルの習得につながり、他職種との共有では、保健師の専門性としてのアセスメントを伝えた上での意見交換を行うことができます。

報告のポイント

保健指導により得た情報（確認したことや支援したことなど）の内容全てについて、産業保健看護職は「守秘義務」を負っています。しかしながら、自傷他害の恐れがある場合はもちろん、職場復帰やその後の就業上の配慮、合理的配慮を求める場合には、人事労務や職場上司になど開示することが認められます。ただし、誰に、どこまで開示するのかが問われます。開示の前に本人の了解を得ることを原則とします。

記録の開示を求められる場合もあります。その場合は、産業医と相談の上、開示を決めます。それは、医療職としての守秘義務を確認し、関係者に伝え、相談者（従業員）との信頼関係を継続するためです。また、産業医と保健看護職が共有の記録を使用する場合もあり得ます。対象者が「○○には開示しないでください」と言うとき、まずはその気持ちを尊重した上で、なぜ開示したくないか、理由を確認します。産業医と保健師は協働して業務を遂行していること、開示しないことのリスクもあることを丁寧に話し、

表2 初回面接の記録様式（1号様式）インテーク様式例

1. 対象者背景情報
   相談者氏名、年齢（生年月日）、性別、所属部署や職種、入社歴、職位、雇用形態
2. 相談経緯・目的（本人希望、呼び出し、人事依頼、上司依頼、その他）
3. 面談時間
4. 相談内容（主訴など）
5. アセスメント
6. 相談対応
7. 次回予定（計画）
8. 相談対応者

氏名：	所属：			
相談月日	相談内容と対応			
○月●日	S:			
	O:			
	A:			
	P:			
	対応者：			

図1 面談シート（2号様式例）

説得する場面もあります。

　また、経営者や人事、上司から強く記録の開示を求められる場合もあると思います。その場合、保健師助産師看護師法（自己の保有資格）により「守秘義務」を負っているので誰にも伝えられないとだけ説明するのではなく、個人情報の保護（相談の内容ではなく）を行いつつ、専門職としてアセスメント（自分で責任を持てる範囲）の意見は伝えられます。例として、体調は上向いていますと伝えると同時に、本人に直接尋ねても大丈夫であることを関係者に伝えます。

　企業によっては、産業医が非常勤で出社頻度が少ない場合は、保健看護職と産業医の記録は別々にしているケースもあります。しかし、「職場復帰の可否判断」「就業上の措置」「高ストレス者医師面接」「過重労働者医師面接」などは、産業医の判断を経て、事業者への報告義務があるため、自社のフォーマットを作成し、記録および報告する責任があります。おそらくその記録の写しの保管を保健看護職が担う場面も多いと思います。自社のフォーマットがない場合は、公的機関で提唱されているものを活用します[5]。全ての保健指導記録の保管は、システムで行うか、電磁記録媒体あるいは社員番号ごとのファイルを作成し、保管・運用します。当然、鍵のかかる保管庫に収納することが必要です。

引用・参考文献
1) 長江弘子ほか．"基礎編2 保健師記録のガイドライン"．こう書けばわかる！保健師記録：保健師必携．東京，医学書院，2004，15-8．
2) 三柴丈典．"産業保健スタッフが作成する記録の本人への開示"．生きた産業保健法学．東京，産業医学振興財団，2024，81-3．
3) 佐藤健太．「型」が身につくカルテの書き方．東京，医学書院，2015．
4) 河野啓子監修．産業看護アセスメント：実践のための個人・集団／組織のアセスメントツール．東京，法研，2024．
5) 厚生労働省．働く人のメンタルヘルス・ポータルサイト こころの耳．
https://kokoro.mhlw.go.jp/

齋藤 明子

第1章 ❶ 保健指導とは

6 保健指導の効果を出すには何が必要か

保健指導の効果とは

　本題に入る前に、保健指導の効果とは何かという点から確認しておきます。一般的には、対象者の健康意識を高め、自らの生活習慣や行動を改善することで、健康の維持や病気の予防につなげること、ひいては生活の質の向上だと思います。しかし、私は健康をもっと広い視野で捉え、保健指導を「その人が幸せで満足した人生を生きるための選択を助ける対話」と考えています。私が目指す保健指導の成果は次の2つです。
　①自分で行動を決めること
　②いつでも相談に来たいと思える関係づくり
　この2つを目指すことで、結果的に上記の一般的な効果が得られると信じています。

保健指導における心構え

　健康であることは大事ですが、全ての人が「死」を迎えます。その人が悔いなく幸せを感じて生きる支援が私の保健指導の根底にあります。ですから、保健指導を受けた対象者から「もう受けたくない」とか「上から目線で言われた」とは言われたくありません。そうならないために、保健指導の際には次のような心持ちで臨んでいます。

1)「自分で決める」ことを尊重する

　保健指導では、「健康行動を取ることが前提」となりがちです。その結果、「どの健康行動を取るか」の選択で、「取らない」「保留（もう少し考える）」という選択肢がありません。自由に行動を選択するというのは、「健康行動を取る」「取らない」「今は決めない」という選択肢から選ぶことです。「健康行動を取る」と決めた人がさらに具体的な健康行動を選択します。取らないと決めた人の意思決定も尊重します。健康行動を取らない、今は保留という自由を認めることで、対象者を追い詰めず、互いにリラックスした対話が可能になります。

2)「また来たい」と思える関係づくり

　まずは対話の心地よさだと思います。それは否定されることなく、妨げられることなく自由に話せること、自分のことをわかってもらえる、自分の味方だと感じてもらえることだと思います。そのためには、相手への興味関心を持って耳を傾けることです。

その上で、気持ちが楽になった、必要な情報や気づき、何からやればいいのかがわかったという解決に向けてのヒントが見つかることだと思います。

3）相手を信頼すること

保健師は信頼してもらうために約束を守る、話を聴く、適切なアドバイスをするのは当然です。その上で、対象者に対して大事な選択ができる人、素敵な人生を歩んでいく人だと信じることが、相手と対等だと私は考えています。

「あなたは信頼できないけど、私は信頼して」というのは、すでに上下関係を作っています。信頼関係を作るとは、相手を信頼し、相手に失礼のないように信頼される行動をとることだと私は思います。

保健指導のスキル

1）傾　聴

言うまでもなく、相手の話に関心を持って耳を傾け、自分の思い込みや想像、価値観を脇に置いて最後まで聴くことです。自分と他者は一体にはなれないけれども、その人と同じ視点でその人の世界を見せてもらう。わかったつもりで自分勝手に相手の世界を想像しないで、相手に確認しながら、理解しようと寄り添います。しかし、同意することとは別です。

2）相手を知る（聞くこと）

保健指導では、健診結果の通知や既往症、アンケートに基づいて健康行動や体調について聞きたいかもしれませんが、まずはその人の生活背景や関心ごとから聞いていきます。健康状態だけではなく、「人」を知ることから始めます。

①関心ごとを知る

まず、対象者が「保健指導をどう思っているのか」、「健康への関心度」を確認します。健康な人ほど健康について関心が低い傾向にあるので、その人が今一番関心のあること

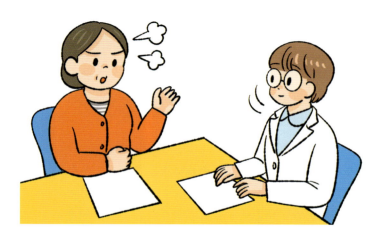

から話題にします。対象者が自ら相談に来られた場合は、相談内容を尋ねればいいです。

②背景を知る

健康に関することだけではなく、仕事やライフイベント、対象者の家族構成や生活環境、日常生活のパターンなどを相手の話したい内容に沿って確認していきます。

③価値観を知る

背景を聞いている中で、何を大事にしているのかを聞きます。仕事、生活、健康の満足度を10点満点で自己評価をしてもらい、その理由を聞くことでも価値観を把握できます。

3）承　認

①否定しない

不健康行動を紹介されても、保健指導の不満を言っても、とりあえず否定せずに聞きます。が、全てに同意しているわけではありません。あくまでもその方の行動、考え、捉え方、気持ちとして尊重します。相手が心を閉ざさず、正直に話してくれただけで上出来だと考えています。

②できていることを確認する

人はできていないことを指摘されるより、できていることを認められると嬉しくなります。健康診断の結果を説明する際は、正常範囲や、アンケートの結果、健康へのプラス面を伝えます。前年に比べて少しでも改善点があれば、大げさには褒めませんが、「改善されていますね」と伝えます。これを続けると対象者は安心して、悪い数値や自分が良くないと思っている点について話題にしてきます。責められないと安心してくれた証拠です。続けて対象者の良いところ探しをしながら聞いていきます。

③強み、得意なことを知る

これまでの成功体験を聞き、すでにやっている健康行動があれば、それを続けることを推奨します。対象者が得意なことは何の苦もなくできているので、特技、強みに気づきにくいことがあります。話の中から、「こういうこと得意そうですね」と強みをフィードバックして確認できると、次の行動を探すヒントになります。

4）アドバイスのコツ

①強みを活かし具体的に

今までの成功体験と似たような行動を探します。また、新たに行動を追加するよりも、今行っている健康行動に少しプラスできることや生活パターンの中で「ながら」でできること、好きなことの延長でできることを一緒に探します。

②できない理由を尊重する

「忙しいからできない」は、優先順位が低いという意味です。無理に「やってみましょう」と押し付けず、できそうなことを一緒に考えます。こちらが提案をし続けると、

できない理由探しに思考が走ることがあります。そんなときは、相手から案が出るまで待ちます。あるいは、3つぐらいの選択肢を提案し、選択することで、やれることを考える思考に変化させます（表1）。それでもやりたくなさそうでしたら、「本当はどのぐらい本気ですか」と聞いて、それほどでないことがわかったら、それ以上無理強いはしません。次の機会を待ちます。

表1 生活習慣改善の障壁とアドバイス

障　壁	具体的な状況	効果的な対応策案
忙しさ	仕事と子育てで運動する時間が取れない	「ながら運動」として通勤時間、階段の活用。子どもと遊びながらできる運動の提案
知識不足	食事のどんなところに気をつければよいかわからない	具体的な提案を複数提示して、できそうなこと（食べられるもの）を選んでもらう
興味・関心の低さ	検査数値は悪いだろうけれど、特に症状もない	どういう状況になったら、興味関心を持つのか、タイミングの確認
習慣化の難しさ	一度やってみたが続かない	必ずできることを探してみる。寝る前に5回深呼吸をしてみる。歯磨きしながらスクワット1回など
社会的な環境の影響	通勤時間に片道90分かかるので、どうしても食事時間が遅くなる	夜食べているものの一部を朝に回す 夕方に30分ほど抜けて夕食を取る
ストレス	ストレス発散に暴飲暴食をしてしまう	ストレス発散の代償行動を考える。好きな音楽を聴く。体を動かす。カロリーの低いものを食べる

③科学的根拠に基づいた提案

　専門家として信頼性のあるデータやガイドラインに基づいたアドバイスをします。最新情報を把握しておくことも有効なアドバイスにつながります。また、個人の健康診断結果の過去データとの比較やグラフなどでの可視化なども、自分の健康を考えてもらうのに有効です。

5）全体の流れ

　保健指導を限られた時間でまとめていくには、次のようなフローを意識して行います。①から③に順番に流れていくことはまずありません。それでも、今どのことを話しているのか整理できると、行動決定につながりやすいです（図1）。

①現状把握

　現状を聞きすぎない、問題点とその解決したい理由、解決に対するやる気を確認する。

②目標設定

　「自分のなりたい姿」「肯定文で」「半年ぐらいで実現可能」「できたことが確認できる」目印を立てる。

③行動選択

　目標への道標、無理なくできる行動を探す。

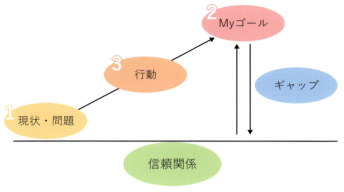

図1 保健指導の流れ

④**フォロー**

　定期的なフォローアップを対象者から提案してもらう。できたことと目標にどのぐらい近づいているのかを確認する。ときには目標変更もあり。

おわりに

　保健指導は産業看護職にとって重要な業務の一つです。社員一人ひとりと良い関係を築き「何かあったらあそこに行けば安心」と思ってもらえる「お守り」のような存在でありたいと考えています。また、ストレスやモヤモヤを吐き出す「ゴミ箱」のような、職場の空気を整える「清浄機」のような役割を担えれば幸いです。目立たないけれど働く環境をより良く、人々に元気を供給する相談（保健指導）を続けたいと思っています。

村田 陽子

| 第1章 | ▶ ❷ | いま健診・保健指導実施者に求められる能力とは |

産業看護職は日々、健診や保健指導に関わっており、これらのことは業務の中でも大きな比重を持っています。梅津ら[1]は岐阜県内の健診機関に勤務する看護職を対象に「情報交換したいこと」を尋ねていますが、最も多かったのは「健診・保健指導に関すること」であり、具体的には、特定保健指導の支援方法の実際、連続して保健指導の対象になる人への関わり方、なかなか効果が出ない対象者への対策、健診時に配慮している点など、看護職の日々の悩みを垣間見ることができます。

本稿で、健診・保健指導実施者に求められる能力を検討していくにあたって、「産業保健と看護」で扱う健診・保健指導といった場合の範囲を規定しておく必要があります。まず、労働安全衛生法第六十六条に基づく健康診断および第六十六条の七に基づく保健指導と第六十九条の健康教育などとし、雇用契約に基づく、労働者全員を対象としたものを今回の検討の範囲とします。さらに、高齢者の医療の確保に関する法律に基づく特定健康診査・特定保健指導も含んで考えることとします。

次に、能力についてもさまざまな考え方がありますが、何をもって能力というのかという点も規定する必要があります。本稿では、能力をコンピテンシーという概念に置き換えて考えてみることとしました。松下[2]は教育におけるこれまでのコンピテンシーの概念を検討し、コンピテンシー（広義）には、「知識」「スキル」「態度・価値観」の3つの要素が含まれるとしており、本稿でもそれに倣って考えていきます。つまり、まず必要な知識として知っていることに加えて、それを実践に活用して健診や保健指導を効果的・効率的に行うことができ、態度という点では、労働者や事業者が不利益を受けることがないよう、正確に実施しようとする態度、効果的な実施に向けて自己研鑽する態度などを含んでいると考えています。

健康診断・健康診査に関して看護職に求められるコンピテンシー（能力）

知　識

労働安全衛生法に基づく健康診断には、一般健康診断と特殊健康診断があります。その種類・目的・内容・適用・方法・法令の変更などの詳細はここでは扱うことはできません。中央労働災害防止協会が毎年度発行する「労働衛生のしおり」[3]を見ていただくことをお勧めします。

スキル

産業看護職における健診に関わるスキルは、看護職が勤務する企業の業種、規模などにより求められるものが異なります。しかし、共通するスキルとしては、健康診断を委

表1 保健指導に関して看護職に求められるコンピテンシー（能力）

コンピテンシー	内　容	習得方法
知　識	・高血圧や糖尿病など疾患の病態、疾患管理に関する知識 ・労働者の業務内容に伴う心身の負荷の状況（職場巡回、聞き取り） ・認知行動療法などの人の行動に関係する行動科学の知識 ・成人学習などの学習理論の知識	研修会の参加 専門書などの理解 大学院などへの進学
スキル	・快適で、安心できる場づくり ・コミュニケーションスキル ・保健指導に活用できる視覚教材を効果的に活用するスキル	OJT 他機関の見学 ロールプレイの実施 学会などでの情報収集
態　度	・対象者個人を尊重する態度 ・自己研鑽 ・リフレクション	OJT 研修会などへの参加

OJT: On-the-Job Training

託する業者の質を見極めること、健康診断の結果のアセスメントが的確に行えること、健診の結果報告を正確かつスピード感をもって効率よく行うこと、当該年度の振り返りを行い、次年度の健診に反映させるという Check & Act が行えることなどであると考えます。

態　度

産業保健においては、看護職が担当する職場の有害業務をはじめ、作業や業務内容を理解していることが重要です。そのためには、職場巡回や対象者との面接において、生活だけでなく、職場の業務を把握しようという姿勢で行うことが必要です。特に有害業務では取り扱っている物質によっては看護職が理解することがなかなか難しい場合もありますが、健診対象者をもれなく抽出し、健診結果で異常値などが出た場合のアセスメントにも業務の理解や職場の把握は役立ちます。

保健指導に関して看護職に求められるコンピテンシー（能力）

保健指導としては、健康診査に基づく事後措置と特定健診結果による特定保健指導、さらには事業所の環境、労働状況、ストレスチェックの職場分析などの状況に応じた健康教育などを想定することができます。健診と同様に、能力を知識、スキル、態度と考えてみましょう（**表1**）。

知　識

保健指導に必要な知識としては、例えば、高血圧や糖尿病など、保健指導のテーマとなる検査値の異常や関係する疾患の病態、疾患管理に関する治療や生活改善に関する知識（「高血圧治療ガイドライン 2019」や「肥満症診療ガイドライン 2022」などの生活習慣病に関するガイドラインに目を通しておくことをお勧めします）、次に、労働者の業

務内容に伴う心身の負荷の状況、そして認知行動療法などの人の行動に関係する行動科学に関する知識、成人学習などの学習理論に関する知識などが必要です。

スキル

保健指導を行う場を、快適で安心できる場とするための環境設定のスキル、コミュニケーションスキル、そして、保健指導に活用できるパンフレットなどの視覚教材を効果的に活用するスキルが挙げられます。

態　度

対象者をさまざまな経験をしてきた個人として尊重する態度、保健指導に必要な知識の向上や改善を図るという態度、個別事例を管理し、自らの保健指導を振り返るリフレクションを行っていくことも必要であると考えます。

健診・保健指導実施者に求められるコンピテンシーをどのように獲得していくか

求められるコンピテンシー（知識・スキル・態度）を習得、確保するためには、個人の努力はもとより、看護職が所属する企業や団体の努力、加えて産業看護職に関係する学術団体や業種組織の努力も必要です。

人材育成のための主な方策として、自組織内で行われる OJT（On-the-Job Training）、職場を離れて学会や研修会などで学ぶ Off-JT、そしてジョブローテーションが挙げられます。健康管理部門などの組織が確立されている企業や、労働衛生の業務を提供する労働衛生機関であれば、看護職の OJT やジョブローテーションなどの機会がある場合が多いですが、一般的に、企業などでは看護職が一人職場といった場合もあり、OJT やジョブローテーションの機会は得にくいことが懸念されます。そのため、コンピテンシーの獲得については、個人の努力がまず重要になります。上記に挙げた知識の情報収集・獲得のためには、学会や研究会に所属して、他の看護職とつながることが必須です。

次に、産業看護職を置く組織の努力としては、産業保健専門職の能力評価項目と評価指標を策定することが求められます。能力の評価指標があると、産業看護職個人としてのモチベーションを上げることができます。また、雇用側も労働者の能力の向上に向けた取り組みを行う必要があり、Off-JT を行うための予算を設定するなど、能力向上のための方策が計画・実施されることになります。

さらに、日本産業衛生学会などの学術団体や、例えば全国労働衛生団体連合会などの産業保健専門職の能力向上に関係する団体が専門職のラダーの設定や求められるコンピテンシーなどを明示し、その獲得に向けた研修を行っていくという努力が必要です。日本産業衛生学会産業保健看護部会では、産業保健看護専門家制度を実施し、登録のため

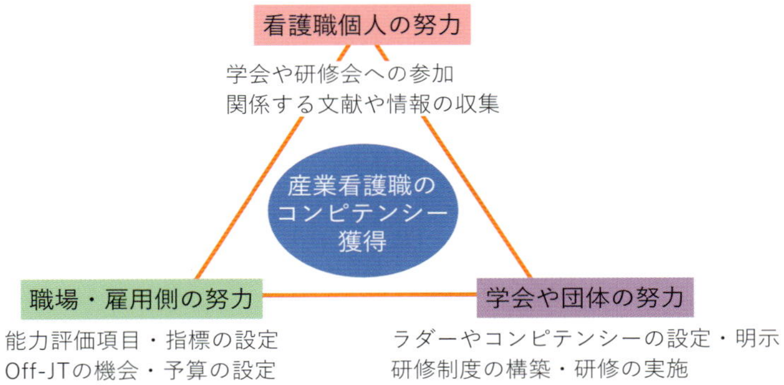

図1 のコンピテンシー（能力）獲得に必要な努力

看護職個人の努力
学会や研修会への参加
関係する文献や情報の収集

産業看護職の
コンピテンシー
獲得

職場・雇用側の努力
能力評価項目・指標の設定
Off-JTの機会・予算の設定

学会や団体の努力
ラダーやコンピテンシーの設定・明示
研修制度の構築・研修の実施

図1 産業看護職のコンピテンシー（能力）獲得に必要な努力

の試験、準備研修などを行っています。日本産業保健師会では、産業保健師経験半年から5年未満かつ産業保健現場で活動している保健師を対象に、新任期産業保健師養成研修を実施しています。全国労働衛生団体連合会では、保健師・看護師等研修会（保健指導コース）、保健師・看護師等研修会（労働衛生コース）、また中央労働災害防止協会においては労働災害防止に関するさまざまな研修が実施されています。このような団体の情報を個人がキャッチして、所属組織に働きかけていくことも必要でしょう（**図1**）。

　企業はテクノロジーの発達や、時代の要請に応じてシステムや体制を目まぐるしく変えます。それに応じて労働者の働き方や生活も変わります。健診や保健指導においては、目的や理論などの本質的なところでの変化はなくても、知識では法令や制度の変更、またスキルではコミュニケーションにおけるたとえや表現など、対象者に合わせた変化が求められるため、看護職の自己研鑽が常に必要です。

引用・参考文献
1) 梅津美香ほか. 産業保健活動における健診機関の看護職の役割機能の検討：看護職の能力向上への取組み. 岐阜県立看護大学紀要. 24 (1), 2024, 101-8.
2) 松下佳代. 教育におけるコンピテンシーとは何か：その本質的特徴と三重モデル. 京都大学高等教育研究. 27, 2021, 84-108.
3) 中央労働災害防止協会. 労働衛生のしおり 令和6年度. 東京, 中央労働災害防止協会, 2024.

荒木田 美香子

第1章 ▶ ❸ 保健指導実施者に求めるスキル／人材育成

▶ 1 聖隷保健事業部の「見える化」を活かした人材育成

はじめに

　わたしたちは、利用者の皆様と力をあわせて、お一人おひとりの健康の実現を支援します——聖隷福祉事業団保健事業部（以下、当事業部）は、この理念のもと、個人を全人的に捉え価値観や生きがいを尊重し、その人らしく生きるための支援ができる人材を求めています。つまり、正しい情報のもと、保健指導対象者の「この人の話なら聞いてみよう」「そうか、やらないとまずいな」「やってみようかな」「これならできる」という思いを引き出し、行動変容を促す力を持った人材です。

　当事業部では以前、「与える」教育が多い時代がありました。その影響でマニュアル通りにしか対応できないスタッフが増え、主体性が育たないという問題に直面しました。社会が大きく変化する中、組織全体でアウトカムを出す保健指導を目指すには、保健指導実践者一人ひとりの知恵と、日々の経験とが必要です。また、新たなものを生み出す創造力も必須となります。そこで、受け身ではなく、「自ら考え、自ら学び、自ら行動する自律した人材」を育む教育体制にシフトしました。現在は「見える化」を活かした教育体制のもと、専門職として自己研鑽する姿勢をサポートしています。

　本稿では、当事業部が行っている、3つの「見える化」を活かした人材育成について紹介します。日々試行錯誤しながらの取り組みではありますが、ご参考にしていただければ幸いです。

　当事業部は静岡県（浜松市・静岡市）に5施設を置き、人間ドック、一般健康診断（施設内健診・巡回健診）、特殊健康診断、特定健康診査・特定保健指導など合計で年間約65万件を実施している健診機関です。単に健康診断を実施するだけではなく、「疾病の予防は治療に優る」ことを念頭に、以前より事後措置としての保健指導の重要性に注目し、各種保健指導を実施してきました。2008年の第一期特定保健指導開始を機に、保健指導サービスの質の確保と向上のために「保健指導サービス品質管理システム」を導入し、「質の高い保健指導サービスの提供」「人材育成」に力を注ぎ、選ばれ続ける健診機関を目指しています。現在、保健指導サービスを提供する保健師・看護師・管理栄養士・健康運動指導士は総勢約200名です。全員が何らかの形で保健指導に携わっています。

保健指導品質の見える化：保健指導サービス品質管理システムの導入

　2008年度より特定健康診査・特定保健指導の制度が開始され、保健指導サービスの品質を評価し改善する仕組みを可視化することが重要視されるようになりました。そこで、委託先である当事業部においても、組織としての保健指導サービスの質の向上と品質管理を継続的に実施するため「保健指導サービス品質管理システム」を導入しました。なお、保健指導サービスとは、利用者の健康の実現を支援するために実施している、専門職による保健指導の全てを指します。

　保健指導の質の評価ガイドを参考に「品質管理基本方針」を定め（**表1**）、品質管理マニュアルを作成しています。保健指導の品質管理項目を「人間ドック」「特定保健指導」「生活習慣関連」「5大がん」「メンタルヘルス」に分類し、重点課題を明確にして、過去の実績を調査して各項目の目標値を定めています。「井の中の蛙大海を知らず」とならないように、2019年度より同じ健診機関で事後措置に重点を置いている淳風会、京都工場保健会、聖隷の3機関で共通の保健指導品質管理項目と目標値を設定しています。同じ目標に向かって定期的に話し合いの場を設け、さまざまな活動を共有し水平展開することで、お互いの保健指導サービスの質の向上を図っています。

　また、効果を評価するために、年に1回内部監査を実施してPDCAサイクルを回しています。内部監査では、文書および記録の確認、保健指導実践者などのスタッフへのインタビューやフィールドチェックを行い、年間目標の達成状況、指摘事項の改善状況などを確認しています。2025年3月に17回目の保健指導品質管理内部監査を実施しました。

表1 聖隷福祉事業団 保健事業部 保健指導サービス品質管理基本方針

社会福祉法人聖隷福祉事業団保健事業部は、「わたしたちは、利用者の皆様と力をあわせて、お一人おひとりの健康の実現を支援します」という事業部理念に基づき、以下のとおり「保健指導サービスの品質に関する方針」を定め、「保健指導サービスの向上」と「人材育成」に力を注ぎ、質の高い保健指導サービスを提供する。

1. 保健指導サービス品質管理体制を組織全体で構築し、内部監査により継続的な改善を図り、保健指導の質を保証します。
2. 対象者に合った保健指導の実施によって行動変容を促し、期待される成果を出します。
3. 職員一人ひとりの成長や意欲の向上といった自己実現を図り、サービスの質の向上・利用者の満足度の向上を目指します。
4. キャリアラダーとその階層別研修及び外部研修を重ね、知識・技術・態度の向上を図り、質の高い保健指導を提供します。
5. 対象者の個人情報保護体制に万全を期します。

「あるべき姿」の見える化：キャリアラダーの導入

1) キャリアラダー（人材育成の評価ツール）導入の経緯

　2008年に保健指導サービス品質管理システムを導入した当時、スタッフのキャリアや在籍年数が一定ではなく、それぞれに合った教育プログラムがありませんでした。専門職として働く以上、学び成長していく必要があるため、2009年にクリニカルラダー委員会を発足し、健診機関用のクリニカルラダーを当時の役職者全員（係長以上）で作成しました。2010年には継続した人材育成の評価ツールとして「クリニカルラダー」を導入しました。その後、総合的な人材育成を目指し内容をリニューアルし、2012年に名称を「キャリアラダー」へ変更しました。

2) キャリアラダーの目的

①学習への意欲を向上させ、専門職として自己実現に向けた自己育成を図る

②保健事業部が求める、あるべき職務像を明確に示す

③専門職としての得意・不得意、習得・未習得の状況を把握する

④専門職としての現状の到達水準を明らかにする

⑤本人と上司が、お互いに現状より step up するために必要な教育がわかり、目標に向かうことができる

　当事業部では専門性はキャリアラダーで評価、組織性はコンピテンシーで評価しています。本稿ではコンピテンシーについては割愛しますが、言葉の定義として、キャリアラダーとは「主体的かつ継続的に学び続け豊かなキャリア形成と能力開発ができるよう実践能力を段階別に示したもの」を指します。コンピテンシーとは「特定の仕事（職務）において高い業績を上げ続けている人に固有な行動特性」を指します。キャリアラダーは個人の目標管理と連動させています。

3) 能力レベル

　能力レベルは、主体的かつ継続的に学び続け豊かなキャリア形成と能力開発ができるように、実践能力を「レベル1：新人」「レベル2：一人前」「レベル3：中堅」「レベル4：達人」「レベル5：管理・専門領域」と段階的に示しました（図1）。

4) キャリアラダー評価一覧

　キャリアラダーは7項目から成ります。そのうち「実践能力」の項目には、小項目として「技術」「情報収集」「保健看護」「産業保健」「情報管理」の5項目が入ります。それぞれの能力で「知識」「技術」「態度」を評価できるようにしています。表2に「保健指導」能力の一部を抜粋しお示しします。当事業部のキャリアラダーの能力は、適切な評価となるように、一部行動レベルまで具体的に表記しています。また時代の変化に合わせ、定期的に見直しを行っています。

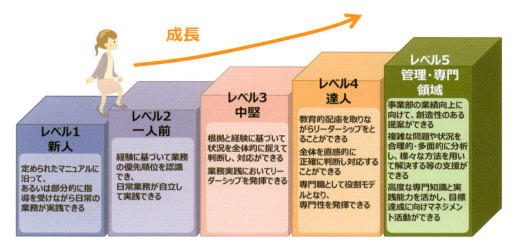

図1 キャリアラダー能力レベル

5）キャリアラダーの評価

　年度初めに自己評価を、年度末に自己評価・他者評価を行い、最終評価をします（年度1回）。評価者は、2次評価を直属の上司が行い、最終評価は職場長が行います。評価基準とレベル更新認定基準を明文化し、一定基準で評価を行っています。評価基準は以下の5段階評価としています。

①自分ひとりでは全くできない。多少の経験や知識はある

　（聞いたことがある程度の知識・見学程度の経験）

②知ってはいるが行動に結び付かない。先輩や周りの支援があれば何とかできる

③誰の支援がなくても自分ひとりで一通りできる。基本的知識は持っている

④自分ひとりでできる。よく知っている。状況の変化にも対応できる

⑤自分ひとりで自信を持ってできる。詳しく知っている。発展させ工夫や改善ができる。指導ができる。

　キャリアラダーレベル更新認定基準も別途設定しています。

6）キャリアラダーに合わせた人材育成を支える仕組み

①階層別研修体制

　キャリアラダーを用いて、それぞれの役割に応じたステップアップを支援するために、新人だけではなく、個々のレベルに応じた教育プログラムを整えています（表3）。そのうちの保健指導各種研修では、知識・技術・態度の向上を図ることを目的として講義・アセスメント力を強化するための事例検討・ロールプレイを組み合わせています。ロールプレイのフィードバックは統一した評価表を使用し、「こうするともっと良くなる」とプラスの視点を行うことで、モチベーションが低下しないように配慮しています。

　キャリアラダー能力レベル（図1）の「レベル1新人」に向けた研修では、新人研

表 2　キャリアラダー評価一覧表（保健指導能力の一部を抜粋、2025 年度版）

項目		レベル1　新人	レベル2　一人前	レベル3　中堅	レベル4　達人	レベル5　管理・専門領域
業務実践の目標		基本的な知識を持ち、マニュアルに沿って業務の実践ができる	一つひとつの業務を科学的根拠に基づいて確実に実践できる	利用者の状況に応じて科学的根拠（EBM）に基づいた業務実践ができる	豊富な知識・技術を応用し、適切な技術実践や業務の推進者となれる	専門領域の中で役割モデルとなり専門性を発揮できる　管理および専門分野における研究開発や変革実践ができる
技術						
情報収集						
業務実践	保健指導	★問診と健診結果をアセスメントし、健康課題を明確にし保健指導が実践できる ・健康診断結果を用いて、将来の病気のリスクや健康課題について言葉で説明できる ・職業・生活背景・健康観などの情報を踏まえた保健指導ができる ・行動変容ステージを理解した上で保健指導の展開ができる ・各種ガイドラインに基づいた保健指導ができる ・積極的傾聴法（受容・共感）を用いて対象者の話を聞くことができる ・保健指導に必要な資源（教材・ツール）を活用することができる ・実践した保健指導を振り返ることができる	★個別性を重視し、重要度、優先度を判断し保健指導ができる ・対象者を全人的（身体的・心理的・社会的・霊的）に見る ・ガイドラインや経年的健診データと生活習慣の関連をアセスメントできる ・根拠をもって、保健指導の優先順位（緊急性・タイミング・受診勧奨・実行可能性など）を決定している ・対象者とともに達成可能なゴールを設定・計画し、長期的な視点で支援できる ・対象者のライフスタイルや行動変容ステージに合わせて適切に保健指導を実践した保健指導を振り返り、評価することができる	★適正な生活改善ができない対象者に対し、結果を出す保健指導ができる ・対象者を全人的に捉えた保健指導ができる ・言葉の裏に隠された心情をタイプ別保健指導ができる ・常に新しい知見や情報を得て指導に活かすことができる ・質の向上につながる事例検討会を開催できる ・自分の専門領域を持つことができる	★保健指導の質の向上、課題解決に向けた教育を意図的に実践できる教育を含んで実践する保健指導ができる ・自ら最新の情報や社会情勢をキャッチし保健指導の質の評価・改善ができる ・事例検討会が質の向上につながるように支援できる ・新規・既存事業の企画・立案・実践と評価を行っている	★先見の明を持ち、国・企業・地域の情勢に合わせて保健指導の在り方、ビジョンを示すことができる ・関係法規や制度の改善に対応し、質の改善を管理できる ・保健指導に必要な資源（人材、活用、設備、資金等）を管理し、活用できる ・社内および社外教育を取り入れた教育プログラムを構築できる
	産業看護					
	情報管理					
接遇						
キャリア発達（自己啓発）						
リスク管理（医療安全）						
感染予防						
防災・救急対応						
教育						

★マークは人材育成のため必ず押さえておきたい必須能力

表3 階層別研修全体計画

ラダーレベル	専門性								組織性
	保健指導						専門職種		
	新人研修	中途採用者研修	保健指導基礎研修	保健指導レベルアップ研修	特定保健指導研修	産業看護レベルアップ研修	トライ研修	病院研修	チューター・アソシエイト研修
5				○		○			
4				○	○	○		○	
3				○	○	○		○	○
2				○	○		○	○	○
1	○	○	○		○				○

＊自律した人材（自ら考え、自ら学び、自ら行動する）を育成
＊2024年度一部抜粋

修として信頼関係を築くコミュニケーション技法（傾聴力・伝える力・質問力）、セルフエフィカシー、コーチングなどの保健指導に必要な理論を講義と演習で学びます。また、保健指導基礎研修として保健指導の基本知識や実践に備えた内容を1年間のプログラムで学びます。アセスメントの思考過程（**図2**）・各種ガイドライン・健康行動理論・タイプ別保健指導について、講義と事例検討・ロールプレイを通して学びます。

全レベル向けの保健指導研修では、保健指導レベルアップ研修として、品質管理目標達成につなげるために、毎年テーマを変えて行っています。2024年度は健康運動指導士が講義を担当し、チェンジトークを活かした運動指導について、講義と事例検討・ロールプレイを通して学びました。

このほか、特定保健指導研修、産業看護レベルアップ研修などがあります。

②品質管理ワーキンググループの活動

保健指導サービスの品質管理システムを推進していくために、各職場のキャリアラダーレベル3以上のスタッフから選出したメンバーでワーキンググループを構成し、定期的に活動しています。保健指導各種研修はワーキングメンバーが中心となり実施し、実施後はやりっぱなしの研修とならないようにOJTと融合させています。また、職場の保健指導目標達成に向けてリーダーシップを取り、職場の強みを活かした取り組みと、各職場のGOOD事例の水平展開を行っています。ナッジ理論を活用した保健指導ツールの開発や、保健指導関連の最新情報発信も行っています。

| STEP1 | 注目すべき項目や情報（事例を見て着目した点） |

↓

| STEP2 | 今、体の中で何が起こっているか？ また、今後何が起こりうるか？ |

↓

| STEP3 | 「STEP2」を進行させないための「STEP1」の重要ポイント |

↓

| STEP4 | 保健指導の展開 |

①関心のあることや実行していることを共有する 褒める

②今、体の中で何が起こっているかを説明する 伝える

③対象者が最も重要なポイントに気づくことができ、予防できる具体策を自己決定できるように
支援する 質問力

④対象者が、今後改善しようと思っていること（実行していること）が今後どのように体へ
良い影響を及ぼすのかイメージできるよう導く。目標設定（記入）する

図2 アセスメントの思考過程

個人の成果の見える化：保健指導者別の精検受診率・改善率の可視化

　2017年度より、保健指導者別に保健指導を実施した対象者の翌年の精検受診率・改善状況をフィードバックする仕組みを構築しました。対象者の情報を自分で分析ができるようにエクセルデータで提供しています。これにより自身の強みと弱み（例：血圧の改善率は高いが、糖の改善率が低いなど）が把握でき、個人の保健指導スキルアップ目標につなげています。

　また、数年前から皆が全員の成果を閲覧できるようにし、成果の高いスタッフの保健指導のコツを「巧の技」として共有することで、全体の質の向上につなげています。個人の成果の見える化では、ネガティブなイメージを持たせないように職場長からスタッフに丁寧な説明を行った上で実施しています。

今後の課題：Z世代の教育への対応

　当事業部では毎年、新卒の保健師を採用しています。昨年度はうまくいった教育の仕組みが、今年はうまくいかないということが多々ありました。また、個々に効果的な支援が異なり、個別に短期間で本人が成長を実感できるような支援体制が必要になってきました。今後は個々の特徴に合わせたスモールステップでの人材育成の仕組みを整えていきたいと思います。

おわりに

　以上、3つの「見える化」を活かした人材育成の取り組みを紹介しました。近い将来、

AIの活用により保健指導も変化していくと思いますが、共感力や信頼関係をつくる力が高く、「やる気を引き出す」専門職の心のこもった保健指導は、今後も必要だと思います。時代と人の変化に合わせながら、AIなどをうまく使いこなし、アウトカムを出せる高い知識・技術・態度も併せ持つ保健指導実践者を、仲間とともに楽しみながら育成していきたいと思います。

参考文献
1) 森晃爾. 医療保険者が保健指導を委託する際の委託先の 保健指導の質の評価ガイド. 福岡, 産業医科大学産業医実務研修センター, 2008.
2) 森晃爾ほか. 保健指導スキルアップワークブック：行動変容を促すプロをめざす人のために. 東京, 法研, 2005.
3) 森晃爾. 保健指導サービスの評価と改善：個人のスキルアップから組織の質管理まで. 東京, 医学書院, 2010.
4) 松本千明. 医療・保健スタッフのための健康行動理論の基礎 生活習慣病を中心に. 東京, 医歯薬出版, 2002.
5) 津下一代. 図解 相手の心に届く保健指導のコツ：行動変容につながる生活習慣改善支援10のポイント. 東京, 東京法規出版, 2007.
6) 坂根直樹. 保健指導・栄養指導に役立つ キーワードと理論で磨く伝える力. 東京, 中央法規出版, 2023.
7) 新居佳英ほか. 組織の未来はエンゲージメントで決まる. 東京, 英治出版, 2018.

大沼 朱美

| 第1章 ▶ ❸ | 保健指導実施者に求めるスキル／人材育成 |

▶ 2 淳風会健康管理センターの「自立して特定保健指導業務を遂行できる」までの育成

はじめに

　総合労働衛生機関である淳風会健康管理センターにおける保健師は、事業所の健康管理さらには健康経営を支援することができる保健師として活躍することを目指しています。そのために、労働者の背景や取り巻く環境をしっかりつかむことがとても重要であると考え、入職後約2年間の巡回健康診断業務を含む産業保健師育成プログラム（**表1**）を作成し、人材育成に取り組んでいます。本稿では、当会の産業保健師育成プログラムのなかでも特に力を入れている「初めて保健指導を実施するスタッフが特定保健指導を独り立ちするまで」の過程をご紹介します。

　当会の産業保健師育成プログラムでは、入職後3年目の目標を「自立して特定保健指導業務を遂行できる」としています。これが「初めて保健指導を実施するスタッフが特定保健指導を独り立ちするまで」の過程となります。自立して特定保健指導業務を遂行できるよう、先輩保健師などの保健指導を見学した後、ロールプレイや指導者同席での実践指導を経て、一人で特定保健指導を行います。一人で特定保健指導を行うということは、事業所へ一人で訪問し、特定保健指導を行うことも含みます。事業所担当者と良好なコミュニケーションを図ることができることも保健師として大切なスキルの一つとなります。

　なお、最初に取り組む保健指導を「特定保健指導」としているのは、特定保健指導は保健指導の根拠と目的が明確であり、仕組みが確立されているからです。まずは特定保健指導をマスターし、次のステップで人間ドックや各種健康診断といったさまざまな健康診断の検査結果を踏まえた保健指導ができることを目標としています。

初めて保健指導を実施するスタッフが特定保健指導を独り立ちするまで

1）講　義

　特定健診・特定保健指導についての知識と理解を深めるための講義を行っています。制度が施行された背景や経緯を知ることは、この業務に携わる者として当然必要なことですが、これは「なぜ特定保健指導を受けなければならないのか」という対象者からの

表1 淳風会健康管理センター産業保健師育成プログラム（抜粋）

入職年数	目標
1年目	**「組織人としての基盤をつくる」** まずは、組織人としてのマナー、コミュニケーション、仕事の進め方を身に付け、巡回健診業務における看護職業務（血圧測定、各種問診、採血など）を習得します。また、健康診断の種類と意義を理解し、産業保健師として必要な知識を得ます
2年目	**「自立して担当業務を遂行できる」** 1年目の経験を活かし、巡回健診において率先して業務を遂行することを目指します。また、保健指導を行う前の準備として、巡回健診業務を通して事業所や労働者を取り巻く環境を把握し、淳風会健康管理センターが提供している健康診断と事後措置の意義を理解します
3年目	**「自立して特定保健指導業務を遂行できる」** 自立して、特定保健指導業務を遂行できるよう、先輩保健師らの保健指導を見学した後、ロールプレイや指導者同席での実践指導を経て、一人で特定保健指導を行います。また、事業所へ訪問しての特定保健指導も行います。事業所担当者と良好なコミュニケーションを図ることができることも保健師として大切なスキルの一つとなります
4年目	**「特定保健指導以外の保健指導サービスを遂行できる」** 保健指導場面では、さまざまな対応が求められます。幅広い知識はもちろんですが、対象者が求めていることを素早くキャッチできることが重要です。先輩保健師らの指導場面から学びを得て、健康診断・人間ドック後の保健指導や受診勧奨、仕事や日常生活における相談にも対応できるよう教育を開始します。また、各種セミナーの講師として、資料作成から当日の講話まで、一連の業務に対応できることを目指します
5年目	**「担当事業所を持つことができる」** 担当事業所を持ち、事業所が抱える問題や課題に対応できるスキルを身に付けます。まずは、担当事業所の健康診断・人間ドックの結果を確認し、必要な保健指導を行います。また、事業所の健康診断結果データの分析結果による健康課題や事業所担当者の困りごとをお聞きしながら、必要な保健指導サービスを提供できることを目指します
6年目〜 7年目	**「担当事業所の健康管理を支援することができる」** 担当事業所における健康管理全般に対して、対応できるスキルを身に付けます。担当事業所に必要な保健指導サービスが提案できることを目指します
8年目〜	**「『健康経営サポート』」を担当することができる」「新規事業に参画することができる」** 担当事業所における「健康経営」を支援することができるスキルを身に付け、実践します。また、新規事業にも参画し、産業保健師として意見し、提案できることを目指すとともに、「質の高い保健指導サービス」を追求し、淳風会健康管理センターにおける産業保健師の質の向上に取り組みます

質問に回答する上でも有効な知識となります。また、標準的な質問票の内容は特定保健指導における重要な情報であり、『標準的な健診・保健指導プログラム 令和6年度版』にある「標準的な質問票の解説と留意事項」は、最新の科学的知見やガイドラインなどを踏まえたわかりやすいものに改訂されており[1]、何から手をつけてよいかわからない初心者に対しては、まずはここから学ぶことを勧めています。

特定保健指導については、制度はもちろんのこと、当会における特定保健指導の契約から請求までの一連の流れを説明し、関係部署やスタッフとの連携によって特定保健指導が展開されていること、責任をもって対応することの重要性を理解してもらっています。また、初回面接から最終評価までの各支援の方法とポイント、個人情報の取り扱いを伝え、これから始まる特定保健指導業務への心構えの時間としています。

2）特定保健指導の見学

　後日、訪問型特定保健指導初回面接（2事業所以上かつ15人以上の事例）を見学します。見学後は対象者1人ずつに対して振り返りシートを作成し（**表2**）、特定保健指導を実施したスタッフと課長職より振り返りの内容に対し、コメント（助言・指導など）を返します。経験年数に関係なく、できるだけたくさんの指導者の指導を見学できるよう調整しています。

　保健指導の標準化を目指していますが、指導者にも個性があり、得手不得手もあります。また、保健指導経験の多い指導者から学ぶことが多いのは事実ですが、保健指導を始めたばかりの指導者がものすごく良い関わりをすることもあります。さまざまな保健指導を見学し、見学して終わりではなく、見学した指導を振り返ることにより、知識と技術を学ぶ機会としています。

　また、初めて保健指導を実施するスタッフにとって難しく感じるところは、対象者との関わり方、距離感の保ち方かと思います。対象者との信頼関係の構築が重要であることはすでに理解していると思いますが、実際に対象者を目の前にしたときにどのような声掛けが適切なのかというところは、机上ではなかなか学べません。口数が少ない方、明らかに拒否的な方、不信感を持っている方など、決して好意的ではない対象者に対する声掛けや受け答えを、ここでしっかり見て学んでもらいたいと考えています。さらに、私たちは当会の行動指針である「Beside You～終生にわたり寄り添う～」のもと、対象者に寄り添った関わりや支援を基本姿勢としています。専門職として寄り添うとはどういうことなのかということも感じ取ってもらえることを期待しています。

　知識と技術という点においては、見学した際に「いいな」と思った説明や声掛け、アプローチ方法を「真似る」よう指導しています。「真似る」と言うと簡単なようですが、真似るためにはその内容を十分理解し、自分の中に落とし込まないと相手に伝えることができません。「真似る」ということにチャレンジすることが知識と技術の習得につながり、そこから自分らしさを加えたものにブラッシュアップすることで、自分の保健指導になると考えています。

表2 振り返りシートの項目

・時間配分、保健指導の流れについて気づいた点
・指導者が苦労していたところは？
・対象者の気持ちに変化はありましたか？
・対象者の気持ちに変化が起きたとすればその働きかけは？ 指導者の意図は何だったか？
・真似をしたいと思った点
・自分が知らなかった知識
・自分だったらこうすると思った点

表3 振り返りシート（実践用）の項目

・時間配分、保健指導の流れについて気づいた点
・指導して苦労したところ、困ったところは？
・対象者の反応はどうだったか？
・変化が起きたとすればその働きかけは？
・工夫したところは？
・こうすれば良かったと思う点
・感想

3）ロールプレイ

　一定の見学後、初回面接のロールプレイを行います。事例は過去に実施した対象者から選び、保健指導者役・対象者役・観察者の3名で実施します。ロールプレイ後は3名で振り返りを行い、助言と指導を行いますが、保健指導者役を実施したスタッフは、ロールプレイ終了後にあらためて振り返りシート（実践用）を作成し（表3）、対象者役と観察者を実施したスタッフおよび課長職からコメント（助言・指導など）を返します。

　ロールプレイ後に再度振り返りシート（実践用）を作成している目的は2つあります。1つ目は、ロールプレイ後の助言指導も含めて、自身の指導を振り返り、整理して文字にすること、そしてロールプレイを実施した際の対象者役・観察者のスタッフ、課長職からあらためてコメントをもらうことで、うまくできなかったことを確実にできるよう、振り返りシートを何度も見返し覚えてもらうためです。また、対象者役・観察者のスタッフ、課長職からのポジティブフィードバックは、保健指導ができるようになるまでの励みになると考えています。

　2つ目は、課長職が育成過程を確認するためです。見学時の振り返りシートも同様ですが、課長職は振り返りシートの内容とそれに対するコメントを確認し、間違った知識や運用は正し、助言指導内容が不適切であれば適切な助言指導に修正します。また、コメントに対する補足や新たな視点、成長を認めるコメントを追加することにより、モチベーションアップを図っています。なお、当会ではロールプレイの回数は設定していません。次のステップ（指導者同席による実践指導）に値する指導が実施できたと判断できるまでロールプレイを繰り返し行います。

　どのような保健指導でも、多くは時間が決められていると思います。特に特定保健指導の初回面接は健診当日に実施することも多く、また後日の初回面接では面接のタイムスケジュールが組まれているため、決められた時間内に終わらせることも重要なスキルだと考えます。説明や目標設定に時間を要してしまうのであれば、効率的かつ効果的なツールの使用や使用方法の改善が必要です。また、よくあるケースとしては、対象者のペースに飲み込まれてしまい、時間が足りないといったことがあります。初回面接の最初に終了時間をお伝えし、適宜終了時間を確認しながら話を進めていくといったことも

マスターしておきたいところです。

特定保健指導の初回面接において、必須事項である目標設定と行動計画の作成には、健康診断結果、標準的な質問票などから対象者の状況をアセスメントするスキルが必要です。そして、実際に対象者とお会いして会話することで得られた情報と、対象者が求めていることとを素早くキャッチし、優先順位を見極めることが求められます。ここで忘れてはならないことは「対象者の背景を知る」ことです。対象者の多くは労働者です。労働者に対する保健指導を実施するに当たっては、対象者の就労状況（職種、作業内容、勤務形態、作業環境など）、就労条件（労働時間、休日など）の情報を踏まえることが必須となります[2]。労働者の背景と各種情報をリンクさせ、対象者に納得していただける支援ができることが、後の支援にプラスに影響すると考えます。

注意事項として、初めて保健指導を実施するスタッフは、対象者からの質問に全て答えることができない場面に遭遇することが予想されます。そういった場面に遭遇した際は、曖昧な回答はせず、正直に回答できないことを伝えるよう指導しています。ただし「回答できない」で終わるのではなく、「今は回答できないので、お調べして、後ほど回答させてもらえますか」と伝えることとし、対象者への質問に対して真摯な態度で対応するよう徹底しています。

4）指導者同席による実践指導

課長職同席のロールプレイにより「指導者同席による実践指導」の可否判定を行い、「可」と判定されたら、指導者同席による実践指導を開始します。事業所に指導者となるスタッフとともに訪問し、初回面接を実施しますが、基本的には一人で実施してもらいます。指導者はそばで見守りながら、間違った内容については訂正し、対象者に理解してもらえていない様子がうかがえたり、目標設定に手間取るようなことがあれば、適宜フォローします。できるだけ一人で実施できるようサポートしますが、面接時間を守ることは必須事項なので、約束した時間に終わることができないことが予想された場合には交代します。指導者同席による実践指導においても、ロールプレイで使用している振り返りシート（実践用）を作成し、指導者・課長職からコメント（助言・指導など）を返します。

実践指導において、対象者には育成中のスタッフが対応することについての了承をいただいていますが、対象者の貴重な時間を無駄にすることはできません。知識や技術が不十分であっても、対象者のことを理解しようとする姿勢だけは誰にも負けない気持ちで対象者に寄り添い、どうすれば対象者が健康になれるのかを一生懸命考える……それら一連のやりとりにより、信頼してもらえる関係づくりができることは絶対条件だと考えています。

5）保健指導業務評価チェックシートによる独り立ちへの見極め

指導者同席による実践指導がスムーズに実施できるようになると、「保健指導業務評価チェックシート」を用いて、独り立ちできるかどうかを見極めます。見極めには、公益社団法人全国労働安全衛生団体連合会が発行している『特定保健指導品質保証ガイドライン』に掲載されている「保健指導業務評価チェックシート（標準レベル用）」を使用しています[3]。「保健指導業務評価チェックシート（標準レベル用）」は、自己評価と指導者評価の2方向からの評価となっており、「a：よくできる」「b: 普通にできる」「c：どちらかというとできない」「d：できない」「e：業務該当なし」で評価することになっており、初回面接に関連する項目がすべてb以上になると「独り立ち可」としています。

おわりに

以上が「初めて保健指導を実施するスタッフが特定保健指導を独り立ちするまで」の過程となります。産業保健師育成プログラムの一部分ではありますが、この過程に丁寧に取り組むことが、この先の保健サービスの質を左右すると考えています。保健指導実施者としての役割と責任を果たすための基盤をここで作りたいと考え、育成に取り組んでいます。

引用・参考文献
1）厚生労働省．標準的な健診・保健指導プログラム 令和6年度版．2024．
2）公益社団法人全国労働安全衛生団体連合会 保健指導の手引き作成委員会．労働安全衛生法に基づく保健指導実務マニュアル．東京，公益社団法人全国労働衛生団体連合会，2017．
3）公益社団法人全国労働安全衛生団体連合会．特定保健指導品質保証ガイドライン．東京，公益社団法人全国労働衛生団体連合会，2008．
4）津下一代．図解 相手の心に届く保健指導のコツ：行動変容につながる生活習慣改善支援10のポイント．東京，東京法規出版，2007．
5）森晃爾．改訂新版 保健指導スキルアップワークブック：特定健診・特定保健指導に対応．東京，法研，2008．

遠藤 恵子

第1章 ▶ ❹ 必ず押さえておくべき 診療・治療ガイドライン

　保健指導に活用できる情報として、厚生労働省をはじめ各学会、団体から出されているガイドラインや指針などがあります。ガイドラインには、予防医療や早期発見・早期治療の観点から、診断基準・コントロール目標値・リスクの層別化・病気分類・医療につなげるための受診勧奨値や予防対策などが示されています。性別や年齢によるリスク評価や受診勧奨値に違いがあり、特に75歳未満とそれ以上とで区別されているものもあります。これらを定期的に確認し、最新の情報をもとにアセスメントして保健指導を行い、質の向上を目指しましょう。

表1 各種ガイドライン（2025年3月現在）

テーマ	ガイドライン／参考用サイト
肥満度分類	肥満症診療ガイドライン 2022（日本肥満学会）
糖尿病判定区分	糖尿病治療ガイド 2024（日本糖尿病学会）
血糖コントロール目標	
糖尿病性腎症病期分類（改訂）	
高齢者糖尿病の背景・特徴	高齢者糖尿病診療ガイドライン 2023（日本老年医学会・日本糖尿病学会）
脂質異常症診断基準（空腹時採血）	動脈硬化性疾患予防ガイドライン 2022 年版（日本動脈硬化学会）
冠動脈疾患予防からみた脂質管理目標設定のためのフローチャート	
リスク区分別脂質管理目標値	
成人における血圧値の分類	高血圧治療ガイドライン 2019（日本高血圧学会）
診察室血圧に基づいた脳心血管病リスク層別化	
かかりつけ医から腎臓専門医・専門医療機関への紹介基準	CKD 診療ガイド 2024（日本腎臓学会）
運動、食事等の生活習慣と睡眠	健康づくりのための睡眠ガイド 2023（厚生労働省）
貧血（各領域別鉄剤使用法、栄養学からみた鉄・鉄摂取の食品メニュー）	鉄剤の適正使用による貧血治療指針 改訂第 3 版（日本鉄バイオサイエンス学会）
検査値アプローチ・症候・疾患	臨床検査のガイドライン JSLM2021（日本臨床検査医学会）
高尿酸血症（生活指導・食品のプリン体含量）	高尿酸血症・痛風の治療ガイドライン 第 3 版（日本痛風・尿酸核酸学会）
脂肪肝指数チェック・飲酒習慣スクリーニングテスト	肝臓検査 .com
喫煙と健康	禁煙支援マニュアル（第 2 版）増補改訂版（厚生労働省）
健康づくりのための身体活動・運動	健康づくりのための身体活動・運動ガイド 2023（厚生労働省）

鳥羽山 睦子

第 2 章

▶ 実践編

第2章 ▶① 健診結果をどう見る？ ケース別アセスメント

▶ ⓪ 保健指導の進め方

保健指導の展開方法

Step1　注目すべき項目（事例の着目点）を見つける
Step2　今、体の中で何が起こっているか？ 今後、何が起こりうるか？ アセスメントする
Step3　「Step2」を進行させないための「Step1」の重要ポイントの絞り込みと不足している情報や確認事項の抽出
Step4　実際の保健指導の展開方法
　①関心のあることや実行していることをほめる
　②健診結果や症状などから、今、体の中で起こっている変化を説明する
　③体の中で起こっている変化から、健康問題に気づくことができたか確認する
　④体の中で起こりうることを予防できる具体的な生活習慣を引き出す
　⑤対象者の生活習慣を踏まえ、具体的な行動目標、行動計画を設定する
　⑥継続できる行動目標、行動計画であるかを確認する
　⑦行動計画の実施状況の確認
　⑧生活習慣の改善状況と保健指導の評価

保健指導の流れ

①健診結果、問診票から情報収集する（良いところ、改善が必要なところなど）
②対象者に健診結果の印象を聞く
③健診結果、問診票から良いところをほめる
④今、体の中で起きていることの問題点と、将来予測を伝える
⑤「このままではマズイ」と理解できたか対象者に確認する
⑥減量の目標値（4〜5%）を伝え、対象者とともに実行可能な目標値を設定する
⑦生活習慣の中から、健診結果が悪化した原因を対象者と一緒に探す
⑧対象者ができる、生活習慣の改善内容を引き出す
　（思いつかない場合は、方法などを情報提供・提案する）
⑨対象者から、目標達成のための行動計画を複数引き出す
⑩複数の行動計画の中から、自信度が70%以上のものを対象者が選択できるよう促す

⑪目標と行動計画を、目標計画シートなどへ対象者に記入してもらう

⑫目標達成のためのサポーターを確認する

⑬行動計画が予定通り実行できない場合の対処法を対象者と考える

⑭本日の保健指導の要点を伝える

⑮励ましの応援メッセージを添える

健診結果はこう見る！

Case 0 X 氏

年齢 50 歳

性別 男性

仕事の状況 会社員（製造業、事務職／海外出張が多い）

既往歴 なし

服薬歴 なし

喫煙歴 あり

家族歴 実父（腎機能低下、高血圧）

家族構成 妻、子ども

保健指導の状況 2024 年度の健診にて積極的支援を行った

結果を包括的に見る！

項　　目	基準値	2024
身長（cm）		167.1
体重（kg）		77.9
BMI（kg/m²）	18.5〜24.9	27.9
腹囲（cm）	84.9 以下	98.9
収縮期血圧（mmHg）	129 以下	138
拡張期血圧（mmHg）	84 以下	90
血清クレアチニン（mg/dL）	1.00 以下	1.42
eGFR（mL/ 分 /1.73m²）	60.0 以上	43.0
HDL-C（mg/dL）	40 以上	45
LDL-C（mg/dL）	60〜119	169
中性脂肪（mg/dL）	30〜149	135
AST（GOT）（U/L）	30 以下	28
ALT（GPT）（U/L）	30 以下	53
γ -GT（γ -GTP）（U/L）	50 以下	40
空腹時血糖（mg/dL）	99 以下	129
HbA1c（NGSP）（%）	5.5 以下	6.7
尿蛋白	（−）	（±）

・メタボリックシンドローム

・肥満Ⅰ度

・収縮期血圧→高値血圧

・拡張期血圧→Ⅰ度高血圧（要受診）

・高 LDL コレステロール血症（要受診）

・糖尿病型（要受診）

・冠動脈疾患発症リスク

　→高リスク

・脳心血管病リスク→高リスク

・肝機能 ALT（要受診）

・腎機能 G3b、A2

　中等度〜高度低下

　（専門医療機関への紹介）

結果を経年的に見る！

項　目	基準値	2024	2023	2022
身長（cm）		167.1	167.1	167.1
体重（kg）		77.9	76.2	73.3
BMI（kg/m²）	18.5〜24.9	27.9	27.4	26.3
腹囲（cm）	84.9 以下	98.9	96.0	93.2
収縮期血圧（mmHg）	129 以下	138	122	126
拡張期血圧（mmHg）	84 以下	90	80	72
クレアチニン（mg/dL）	1.00 以下	1.42	1.13	0.98
eGFR（mL/ 分 /1.73m²）	60.0 以上	43.0	55.6	65.3
HDL-C（mg/dL）	40 以上	45	50	49
LDL-C（mg/dL）	60〜119	169	146	147
中性脂肪（mg/dL）	30〜149	135	81	96
AST（GOT）（U/L）	30 以下	28	21	17
ALT（GPT）（U/L）	30 以下	53	34	19
γ -GT（γ -GTP）（U/L）	50 以下	40	30	21
空腹時血糖（mg/dL）	99 以下	129	112	109
HbA1c（NGSP）（%）	5.5 以下	6.7	6.2	5.9
尿蛋白	（−）	（±）	（−）	（−）

■ 基準値を超えて経年的に悪化している
□ 基準値内であるが経年的に悪化している

行動変容につながる、結果を出す保健指導のポイント

・健診結果は単年で包括的に見た後、経年的な変化を見る

・ガイドラインに基づいたリスクアセスメントをする

・受診勧奨の有無の確認（受診勧奨ありの場合は、いつ、どこに受診するかを決める、専門医療機関を勧める）

　高血圧の場合は家庭血圧の測定を勧め、測定記録を受診時に持参するよう伝える

・保健指導は健診結果の変化と標準的な質問票、生活習慣を合わせてアセスメントする

・対象者の職業、働き方を考慮した保健指導を展開する

・動機付けはイラストなどを活用し、見てわかるツールを使用する

・生活習慣の改善は、対象者が「できる」と思えることを最優先し自己決定につなげる

・減量へのチャレンジは、毎日の体重測定（できれば朝と夜を比較）などとセルフモニタリングやアプリなどを勧める

・悪い結果だけに焦点を合わせず、対象者の強みを引き出し、ほめることを大切にする

・質問力を磨いて、対象者の言葉を引き出す保健指導とする

・最新の情報を収集・活用し、保健指導を展開する

・心を開き、心が動くようなコミュニケーション力を磨く

鳥羽山 睦子

Memo

第2章 ❶ 健診結果をどう見る？ケース別アセスメント

▶ 1　肥　満

Case 1　Aさん

- **性別**　男性
- **年齢**　50歳
- **家族構成**　妻と娘との3人暮らし
- **現病歴**　なし
- **既往歴**　なし
- **家族歴**　なし
- **仕事の状況**　事務職。主にデスクワークで、残業時間は月10時間程度。

追加で聴取すべき情報

・食事の状況

・運動の状況

・嗜好の状況（飲酒・喫煙）

・本人の意識

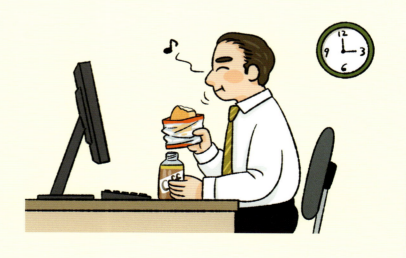

A さんの健診結果

項　目	基準値	2024/4/26	2023/1/21	2021/2/5
身長 (cm)		171.8	171.5	172.4
体重 (kg)		87.9	74.9	80.8
BMI (kg/m²)	18.5〜24.9	29.8	25.5	27.2
腹囲 (cm)	84.9 以下	98.2	86.0	90.8
収縮期血圧 (mmHg)	129 以下	146	120	126
拡張期血圧 (mmHg)	84 以下	101	82	78
HDL-C (mg/dL)	40 以上	56	60	64
LDL-C (mg/dL)	60〜119	104	77	82
中性脂肪 (mg/dL)	30〜149	137	115	110
AST (GOT) (U/L)	30 以下	43	22	33
ALT (GPT) (U/L)	30 以下	32	15	21
γ -GT (γ-GTP) (U/L)	50 以下	185	181	126
空腹時血糖 (mg/dL)	99 以下	100	90	92
HbA1c (NGSP) (%)	5.5 以下	5.5	5.4	5.1
尿蛋白	(−)	(−)	(−)	(−)
尿糖	(−)	(−)	(−)	(−)

A さんの問診票

現在、たばこを習慣的に吸っていますか	いいえ
20 歳の時の体重から 10kg 以上増加している	はい
1 回 30 分以上の軽く汗をかく運動を週 2 日以上、1 年以上実施	いいえ
日常生活において歩行または同等の身体活動を 1 日 1 時間以上実施	いいえ
この 1 年間で体重の増減が ± 3kg 以上あった	はい
就寝前の 2 時間以内に夕食をとることが週に 3 回以上ある	いいえ
夕食後に間食（3 食以外の夜食）をとることが週に 3 回以上ある	いいえ
朝食を抜くことが週に 3 回以上ある	いいえ
お酒（清酒、焼酎、ビール、洋酒など）を飲む頻度はどのくらいですか	毎日
飲酒日の 1 日当たりの飲酒量	2〜3 合未満
睡眠で休養が十分とれている	いいえ
運動や食生活などの生活習慣を改善してみようと思いますか	すでに改善に取り組んでいる（6 カ月未満）

| ここに着目！ アセスメントのポイント |

面談で聴取した情報

食事の状況：朝食は毎朝食べる。昼食は社食を利用。夕食は晩酌をする日は米飯を食べず、おかずをつまみにする。間食は15時の休憩時に菓子パンを食べる。

運動習慣：週1回仲間とバスケットボールをする。

飲酒：毎日ビールとチューハイを合わせて2L飲んでいたが、健診2週間前から飲酒日を週2日間に減らしている。

喫煙：吸わない。

本人の意識：体重が増えたことを気にしている。飲酒量が多いことが原因と考え、2週間前から飲酒回数を毎日から土・日の2日間に減らし、「アルコールの代わりに牛乳を400mL飲んでいる」と話す。

注目すべき項目

- 腹囲98.2cm、BMI 29.8kg/m²
- 血圧146/101mmHg、空腹時血糖100mg/dL、AST 43U/L、ALT 32U/L、γ-GT 185U/L
- 20歳の時の体重から10kg以上増加している
- 30分以上の軽く汗をかく運動を週2回以上、1年以上実施していない
- 毎日の飲酒量2～3合
- 運動や食生活などの生活習慣の改善にすでに取り組んでいる
- 睡眠で休養が十分とれていない

今、体の中で何が起こっているのか

　BMIが29.8で肥満Ⅰ度です。腹囲の値から内臓脂肪型肥満であり、その影響で血圧、血糖値、脂質の値が上昇していると考えられます。また、ALTとAST、γ-GTの値と、毎日多量飲酒していることから見て、アルコール性の肝障害、脂肪肝が考えられます。

このまま放っておくと、今後何が起こりうるか

　内臓脂肪の脂肪細胞からインスリンの働きを低下させるTNF-α、血管を収縮させ血圧を上げるアンジオテンシノーゲンの分泌が増加することにより、血圧、血糖値、脂質の値がさらに上昇すると考えられます。また、血栓を作りやすくするPAI-1の分泌が増え、動脈硬化を抑制しインスリンの効きをよくするアディポネクチンの分泌が減少す

るため、動脈硬化が進行し脳血管疾患や心疾患のリスクが高まると考えられます[1]。脂肪肝を放置すると肝炎や肝硬変などを引き起こす可能性があります。

さらに情報をとるべきポイント

　腹囲や体重が増加した原因を、本人がどのように認識しているか確認します。問診で「すでに運動や食生活などの生活習慣改善に取り組んでいる」と回答していますが、具体的にどのような取り組みをしているかについて尋ねます。摂取エネルギーが消費エネルギーを超えると体重増加の要因となるため、普段の食事と運動習慣について詳しく聞き取ります。「夕食後に間食をとることが週に３回以上ない」と回答していますが、面談で確認したところ、15時頃に間食をとっていることがわかりました。同じく問診で「睡眠で休養が十分とれていない」と答えており、短時間睡眠は体重増加と関連するとの報告があります。また、寝酒はかえって睡眠の質を低下させることがわかっています。寝酒のために飲酒量が増加していることも考えられるため、飲酒量と睡眠の状況を確認する必要もあるでしょう。

Aさんへの保健指導

準備期へのアプローチ

　行動変容ステージの質問項目は「標準的な問診票」に設定されていますが、回答は対象者の主観的評価であるため、指導者が対象者の言動からアセスメントする必要があります。Aさんの場合、面談時の「体重が増えてきて、まずいと思っている」という発言と、すでに飲酒頻度を毎日から週２日に減らしていることから、Aさんが「準備期」の段階であることがわかります。「準備期」は、生活習慣の改善に取り組もうとしている時期であるため、適切な目標設定とプランニングを行い、具体的な行動変容を促す必要があります。またセルフケア能力に向けた動機付けも必要です[2]。

　Aさんはすでに取り組みを始めているため、まずは取り組む姿勢や意欲について称賛し、続いて「行動を変えることで、どんないい変化が起こりそうですか？」と質問します。ここでポジティブな変化をイメージしてもらい、さらに行動変容の意欲を高めるようなアプローチを行います。

目標設定

　健診データを示しながら、Aさんの体で起こっていること、今後起こりうることについて説明します。体重の増加に伴って血圧、肝機能、脂質、血糖値が上昇しているこ

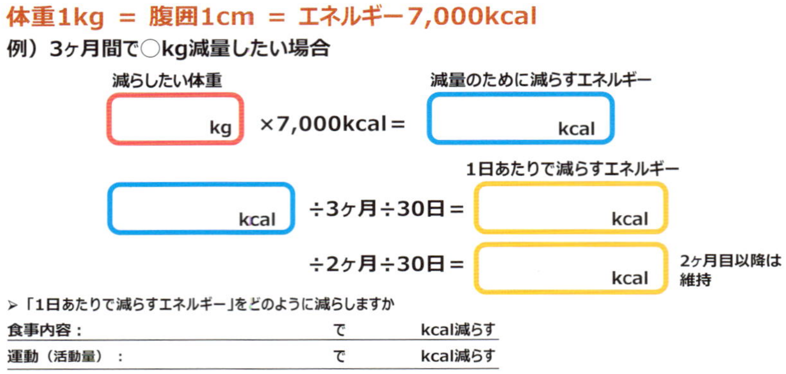

体重1kg ＝ 腹囲1cm ＝ エネルギー7,000kcal

例）3ヶ月間で○kg減量したい場合

減らしたい体重

	kg	×7,000kcal ＝	減量のために減らすエネルギー

減量のために減らすエネルギー：kcal

	kcal	÷3ヶ月÷30日 ＝	1日あたりで減らすエネルギー：kcal

÷2ヶ月÷30日 ＝　kcal　2ヶ月目以降は維持

➤「1日あたりで減らすエネルギー」をどのように減らしますか

食事内容：　　　　　　　　で　　　　　　kcal減らす

運動（活動量）：　　　　　　で　　　　　kcal減らす

図1 削減エネルギーの計算

とに注目します。これらの数値は内臓脂肪を減少させることで改善することを伝え、具体的な数値目標を立てます。肥満症の減量目標は現体重の3.0％です。Aさんの場合、体重87.9kg × 3.0％ ＝ 2.6kgが目標となります。

　第4期特定健診・特定保健指導では、腹囲2cm、体重2kg減らすことを目指しています。3カ月間で結果を出し、次の健康診断まで維持するためには、最初の2カ月間で腹囲2cm、体重2kg減少し、それを維持しながら3カ月で達成することを目指します。これを計算式に当てはめて考えると、7,000kcal × 2kg ÷ 2カ月（180日）の計算から、1日の削減エネルギーは240kcalになります（図1）。

実行可能な行動目標の立案

1）実施可能な行動目標を引き出す

　実行可能な行動目標を立てるためには、本人が自ら生活習慣を振り返ることで問題点に気づき、改善点を見つけることが重要です。そのためには、まず本人が生活習慣の問題点に気づけるよう、普段の食事内容、運動習慣など生活習慣について本人と一緒に振り返ります。事前に生活習慣を記入する用紙を用意し、生活リズムや食習慣（時間、内容、量）を本人に記入してもらうと、自ら問題点に気づき行動変容を意識することができるため面談をスムーズに進めることができます。

　対象者の生活習慣と検査値を関連付けてアセスメントし、本人が問題あるいは原因だと考えること、また改善が必要と感じる点を聞き出し、行動目標の立案へつなげます。このとき、対象者が取り入れるべき生活習慣について一方的に提案するのではなく、相手はどうしたいと考えているのか、どんなことなら実行できると思っているのかなど、本心・本音を聞き出すことが大切です。オープンド・クエスチョンを用いて相手の考えを整理していくと、自然に自己決定へと相手の気持ちを促すことができます[3]。

2）効果的な行動目標

　曖昧な目標よりも具体的な目標のほうが行動目標の達成率が高まることがわかっています。測定可能な具体的な目標であれば、セルフモニタリングする際にも便利です[4]。例えば、運動で行動目標を立てる場合、「運動する」ではなく「毎日昼休みに10分間歩く」といったように、5W1Hに沿った具体的な行動目標にします[5]。ただし、どんなに具体的で実行可能な行動目標であっても、効果が見込めないものでは意味がありません。Aさんは週1回行っているバスケットボールを週2回に増やすことを考えていましたが、それだけでは削減エネルギーが不足しており、効果が期待できません。目標を達成するための削減エネルギー（240kcal）を提示し、休憩中に食べている菓子パン（300kcal）を減らすことを提案しました。摂取エネルギーを減らす場合、まず嗜好品を減らすことを提案します。Aさんの場合、アルコールはすでに休肝日を作るようにして飲酒量を減らしているため、菓子パンを減らすことを勧めました。Aさんから「休憩中に何か食べたい」との訴えがあったため、間食は栄養成分表示を見て120〜150kcalを目安に選ぶこと、アルコールの代わりに飲んでいる牛乳を半量に減らすことを提案し、摂取エネルギーを240kcal減らす行動目標を立てました。行動目標を決めるのは本人ですが、専門職として目標を達成するために必要な情報や有効な方法を伝え、効果的な行動目標の設定を促すことも必要です。

自信を高めるアプローチ

　自己効力感（セルフ・エフィカシー）とは、ある行動を上手く行うことができる「自信」のことです。自分自身で、何かをやってみて、それが上手くいくと、自信が付き、さらに何かやってみようという心理が生まれます。実行可能な目標を立てて、成功し、自信を付けていくことが大切です。面談では、立案した行動目標を達成する自信がどのくらいあるか数値化して聞き、点数が低い場合は設定目標を下げたり点数が上がるような工夫を一緒に考えます[6]。

　Aさんの場合、「節酒するために飲んでいる牛乳を水に変える」「菓子パンをやめ120〜150kcalの間食にする」という行動目標を立てましたが、「牛乳なら飲酒を我慢できるが、水だけではまた飲酒してしまいそう」「休憩中に何か食べたい」という理由で自信度は4でした。そのため、「牛乳を400mLから半量の200mLに減らし、120kcal削減する」「間食の内容を変え120kcal削減する」ことを提案したところ、自信度が8に上昇しました。

行動を継続するための支援

　健康行動を新たな生活習慣として定着させなければなりません。セルフモニタリング

は健康行動の維持や改善において重要であり、体重測定がそのツールとなります。体重の変化を日々確認することで、食事や運動がどのように体重に影響を与えているかを確認することができます。また行動目標の再確認が自然に行われるだけでなく、生活習慣への意識を高め、行動修正を促す効果があります[7]。

　また、行動を習慣化させるためには、小さな成功を積み上げていき、自己効力感を高めていくことがポイントです。記録を付けることやアプリなどを利用し、効果を可視化することはモチベーションの維持につながります。最近は無料のアプリも充実していて、健康ポイント制度などが付いているもの（健康ポイントアプリ）などもあり、インセンティブによる動機付けにもつながります。

ステージごとの保健指導のポイント

1）高齢者

　高齢者の保健指導の目的は、生活習慣病の発症や重症化の予防および心身機能の低下の予防を図り、在宅で自立した生活が送れることです[8]。そのため、一律に減量を目標にするのではなく、既往歴や経年変化を踏まえた目標設定をする必要があります。保有する疾患が重症化しないように管理に努め、必要時適切な受診につながるように勧奨することも支援者の重要な役割です。

2）更年期

　女性はエストロゲンの減少により内臓脂肪が蓄積されやすくなります。また筋肉量が減少することで基礎代謝が低下し、以前と同じ食事量でも体重が増えやすくなります。そのためバランスのよい食事や運動を取り入れた行動目標を立てることが必要です。また、更年期症状により過食や嗜好品の摂取量が増える場合があります。リラクゼーションや運動など、飲食以外のストレス解消法を見つけることも必要です。

引用・参考文献
1) 津下一代．“メタボリックシンドロームに着目した保健指導へ”．図解 相手の心に届く保健指導のコツ：行動変容につながる生活習慣改善支援10のポイント．東京，東京法規出版，2007，33．
2) 五味郁子．連載 第4期特定健診・特定保健指導 第9回 セルフケア能力をアウトカムする栄養教育．日本栄養士会雑誌．67（3），2024，13-6．
3) 津下一代．“自己決定をうながす目標設定支援”．前掲書1．88．
4) 坂根直樹．“課題決定のキーワードと理論”．保健指導・栄養指導に役立つ キーワードと理論で磨く伝える力．東京，中央法規出版，2023，37．
5) 坂根直樹．“課題決定のキーワードと理論”．前掲書3．39．
6) 坂根直樹．“課題決定のキーワードと理論”．前掲書3．57．
7) 津下一代．“一人ひとりにあった継続支援”．前掲書1．104．
8) 厚生労働省保険局高齢者医療課．高齢者の特性を踏まえた保健事業ガイドライン．第3版．2024．
　　https://www.mhlw.go.jp/content/001239590.pdf

坂東 知里

Memo

第2章 ① 健診結果をどう見る？ケース別アセスメント

▶ 2　脂質異常症

Case 2　Bさん

- **性別**　女性
- **年齢**　44歳
- **職業**　会社員
- **自覚症状**　なし
- **喫煙**　なし

追加で聴取すべき情報

- 現病歴
- 既往歴
- 家族歴
- 家族構成
- 仕事の状況
- 食事の状況
- 運動の状況
- 本人の意識

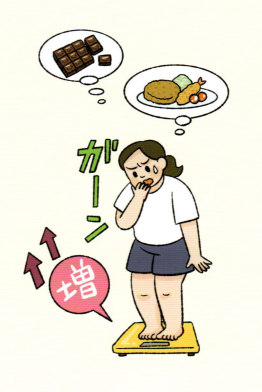

B さんの健診結果

項　目	基準値	2024/10/21	2023/11/1	2022/11/2
身長（cm）		151.1	151.4	151.2
体重（kg）		60	58	62
BMI（kg/m²）	18.5〜24.9	26.3	25.3	27.1
腹囲（cm）	89.9 以下	87	85	89
収縮期血圧（mmHg）	129 以下	140	125	129
拡張期血圧（mmHg）	84 以下	89	81	84
HDL-C（mg/dL）	40 以上	39	41	43
LDL-C（mg/dL）	60〜119	165	158	151
空腹時中性脂肪（mg/dL）	30〜149	123	127	85
AST（GOT）（U/L）	30 以下	20	28	20
ALT（GPT）（U/L）	30 以下	32	43	26
γ-GT（γ-GTP）（U/L）	50 以下	46	58	42
空腹時血糖（mg/dL）	99 以下	110	94	95
HbA1c（NGSP）（%）	5.5 以下	5.6	5.6	5.5
尿蛋白	（−）	（−）	（−）	（−）
尿糖	（−）	（−）	（−）	（−）

B さんの問診票

20 歳の時の体重から 10kg 以上増加している	はい
1 回 30 分以上の軽く汗をかく運動を週 2 日以上、1 年以上実施	いいえ
日常生活において歩行または同等の身体活動を 1 日 1 時間以上実施	いいえ
ほぼ同じ年齢の同性と比較して歩く速度が速い	はい
就寝前の 2 時間以内に夕食をとることが週に 3 回以上ある	はい
朝昼夕の 3 食以外に間食や甘い飲み物を摂取していますか	毎日
睡眠で休養が十分とれている	いいえ
運動や食生活などの生活習慣を改善してみようと思いますか	すでに改善に取り組んでいる（6 カ月未満）
現在、たばこを習慣的に吸っていますか	いいえ
お酒（日本酒、焼酎、ビール、洋酒など）を飲む頻度はどのくらいですか	飲めない

| ここに着目！ アセスメントのポイント |

　注目すべき項目は、BMI が 25 以上あり、20 歳から 10kg 以上増えていることです。また、2022 年から 2023 年にかけて 4kg 減量していますが、LDL- コレステロールが減っていません。さらに、2024 年は 2022 年に比べ 2kg 減量しているにもかかわらず、LDL- コレステロールは上昇しています。HDL- コレステロールが 40 未満で、血圧も少しずつ上昇していることにも着目します。

面談で聴取した情報

家族構成：夫と子ども（12 歳、8 歳）

現病歴・既往歴・家族歴：なし

食事の状況：

　朝　トースト 1 枚＋マーガリン、カフェオレ（牛乳 150cc）、バナナ、ヨーグルト（80g）

　昼　お弁当 600cc　半分ご飯　冷凍食品（ハンバーグ 2 個、コロッケ 1 個）プチトマト

　夕　野菜炒め（ピーマン・キャベツ・豚肉 4 枚）、ごはん 200g、味噌汁（豆腐・油揚げ）

　間食　チョコレート 2 個（チョコレートが好き。ストレスがかかると食べたくなる）

仕事の状況：デスクワーク。フルタイムだが残業なし

運動習慣：平日は週に 1 回ジムで 30 分のウォーキング。休日は 2 時間ジムにいて、ストレッチ、ウォーキングなどを行っている

飲酒：付き合いで飲む程度

本人の意識：これまで減量に何回もチャレンジし、リバウンドしている。減量の方法として、2022 年から 2023 年にかけて運動を週 3 回以上行い、炭水化物をやめた。2023 年から 2024 年は炭水化物を元に戻し、運動が週 2 日になった。リバウンドしてしまった理由は、チョコレートや揚げ物だと思う。ストレスがかかるとチョコレートや揚げ物を食べ過ぎてしまい、減らせばよくなるが、食べ続けたい。休日は菓子パンで済ませてしまう。魚は週に 1 回、大豆・大豆製品は週 3 回ほど、揚げ物はほぼ毎日、冷凍食品と夕食のお惣菜を週 2 日は食べる。野菜は 1 日 1〜2 回で、毎食は難しい。片手 1 杯も食べていない。果物は朝にバナナを 1 本食べている。きのこも海藻も味噌汁などにときどき入れる程度。塩分摂取を控えることは意識していない。

今、体の中で何が起こっているのか

HDL-コレステロールが低くなって血圧が上昇していることから、減量後のリバウンドで内臓脂肪が増えていると考えられます。

このまま放っておくと、今後何が起こりうるか

このままだとBさんは50代には中リスクグループに入り、脂質異常症の薬を飲み始めることになりかねません。脂質異常症のコントロールが悪いと、70代で高リスクグループに入り、その後、動脈硬化性疾患へと進む可能性があります。

さらに情報を取るべきポイント

血縁者にコレステロールが高い人がいないか、家族歴を確認します。本人の既往歴を、いつから脂質異常症なのか、健診の問診と相違がないか確認します。会社や健保に知られたくなくて隠している人もいます。

まずは4kg減量できたことを褒め、過去の減量の目的、減量の方法、リバウンドしてしまった理由、食べすぎてしまう食品、20歳時の体重について尋ねます。食事に関して、自分の食事には問題がないと思っている人は多くいます。「いつもはどんな食事をしていますか？」という聞き方では、バランスよく食べた日の話に終始して問題が見えてこないことがあるので、昨日の食事について24時間思い出し法で聞き取ります。代替品を提案するため、全部聞き取った後に飽和脂肪酸が多い料理や食品に印を付けておくとよいでしょう。加えて、飲酒の状況、運動の内容と量、休養（睡眠をとることで疲労感がとれているか、睡眠時間・就寝時間・起床時間）についても尋ねます。

脂質異常症への対応

脂質判定が要精密検査・治療の場合、要治療の判定でも体に症状がないことや、周りに脂質異常症の人がたくさんいるため、受診しないケースが多く見られます。『動脈硬化性疾患予防ガイドライン』などに示されているエビデンスなどを利用して脂質異常のリスクを説明し、また動脈硬化の模型や図を用いて全身の動脈硬化が体にどのような影響を及ぼすのかを可視化します。

受診勧奨値を超えても、薬を飲むことに拒否反応がある方は受診につながりません。「検査結果は要受診です。でも医師が判断して薬を飲まなくてもよいと言われるかもしれませんから、一度医師に診てもらってください」などと伝え、受診につなげます。毎年コレステロールが高いため、気にしていない人に対しては、「LDLコレステロールは現状維持ですが、血圧が上昇してきているので、医師に診てもらいましょう」などと伝

えるのが一例ですが、50代になるとリスクが上がることなど、この先予測される発症リスクの値を見せて、経年的な変化から受診勧奨を行います。

問診のポイント

家族歴は面談開始後早い段階で聞き取ります。家族性高コレステロール血症は、若い人であっても早い段階で受診を促します。現病歴と既往歴は、全ての疾患において確認が必要ですが、糖尿病、慢性腎臓病、末梢動脈疾患などについて脂質異常症の管理の値が厳しいため、主治医の有無や内服の確認も必要です[1,2]。

食生活

先述したように昨日の食事について24時間思い出し法で聞き取りながら、肥満や脂質異常症に関連した問診を追加できると望ましいです。

①朝食に菓子パンの日がありますか（頻度と量）

②魚は週に何回食べていますか

③大豆・大豆製品は週に何回食べていますか

④揚げ物は週に何回食べていますか

⑤間食の内容と量、回数

⑥食物繊維の量

　・野菜をどの程度食べていますか

　・野菜の1回量を教えてください（両手のひらに一杯／片手に一杯　など）

　・1日1回は果物を食べていますか

　・きのこや海藻を食べていますか

⑦食塩（塩分）摂取を控えるようにしていますか

特に②⑥⑦は、『標準的な健診・保健指導プログラム 令和6年度版』で循環器疾患発症予防のために重要な食習慣の現状を把握するため独自に追加する場合に有用と考えられる質問項目として挙げられているものです。エビデンスとして、魚および魚に多く含まれるn-3系多価不飽和脂肪酸（EPA、DHA）に循環器疾患予防効果があること、野菜に多く含まれる食物繊維には糖・脂質代謝改善の効果があること、野菜、果物、魚、食塩摂取量は各々独立して循環器疾患リスクと関連するとともに、4つの食事因子の組み合わせにより循環器疾患による死亡リスクは相乗的に低下することが示されています[3]。

また、食事と脂質異常症との関係については、「日本人の食事摂取基準（2025年版）」に示されている脂質異常症と特に関連が深いエネルギー・栄養素の図が参考になります[4]。共通する原因として肥満が挙げられているので、その改善の計画を立てます。検

表1 脂質異常症と関連の深いエネルギーと栄養素

高 LDL コレステロール血症	飽和脂肪酸 不飽和脂肪酸 食物繊維 食事性コレステロール
低 HDL コレステロール血症	エネルギー 糖質
高トリグリセライド血症	エネルギー 糖質 アルコール

（文献3より作成）

査結果により関連する栄養素が違うため、確認していきます（**表1**）。

　食事の知識に限った話ではありませんが、誰しも自分に都合の良い情報だけが頭に入っています。その方の食事のとり方や価値観に対し無理のない改善案を、対象者と一緒に考えてみてください。そのためにも、好きな食べ物や食事の聞き取りは大切になります。「昨日は何を食べましたか」と尋ねてみて思い出せない方は、食事をよく見ていない、関心度が薄い方なので、本人にとってハードルが低い計画を立てます。

B さんへの保健指導

　B さんは LDL- コレステロールの値が 165 で、要再検査・生活改善の判定がついていましたが、食習慣改善の意欲が落ちていたため、日本動脈硬化学会の示す「動脈硬化性疾患予防から見た脂質管理目標値設定のためのフローチャート」[1] を見せて、「40 代は低リスクですが、このままだと 50 代では中リスクに、70 代では高リスクになります」と、今後起こるリスクが上がることを伝え、生活習慣改善の意欲を向上させていきます。

食　事

　B さんのように LDL- コレステロールが高い場合、炭水化物のエネルギー量を減らして減量しても改善しないことが多くあります。すぐに改善を促したくなりますが、頑張ったのに検査データが改善しないことに落胆していると思われます。減量したことをまずはほめ、共感から始めます。「昨年は 4kg 減量して頑張ったのに、LDL コレステロールが改善していなくてがっかりですね」といった声掛けをすると、頑張ったことを本人がたくさん話し始めますが、問題点をしっかり聞き取る必要があります。B さんの場合、脂質を多く含むものは減らさず、糖質を減らしての減量であったため、LDL コレステロールが減少していなかったと言えます。チョコレートや揚げ物は減らしたくないという価値観に寄り添いながら、計画を一緒に考えて一番簡単にできそうなものを選んでもらいます。

・朝食を菓子パンから食パンに変更する

・牛乳を低脂肪か豆乳に変更する

・豚肉をバラ肉からもも肉に変更する

・肉の回数を減らして魚の回数を増やす

・栄養成分表示で脂質の量を見て買い物をする

・パン食よりごはん食の回数を増やす

運　動

　運動は一日に合計30分以上を週3回（可能であれば毎日）行うこと[1]、週150分の定期的な中強度の有酸素性身体活動は脂質異常症を改善させる[1,5]ことなどが推奨されています。筋力トレーニングは改善させるか不明瞭ですが、身体機能を高め、生活機能の維持・向上が期待できるとされています。整形的な状況、膝や腰の状況を確認しながら、現在の活動量や運動量を把握して、対象者に寄り添い、計画を立てていきます。Bさんは現在、子育てと仕事の両立を頑張っていますので、現状を継続するという計画にしました。

休　養

　睡眠には一日の活動で蓄積した疲労やストレスから回復させる重要な役割があるため、睡眠休養感（睡眠で休養がとれている感覚）を向上させることも重要です。睡眠休養感の低下が健康状態の悪化に関わることがわかっています。日本での追跡調査において、睡眠休養感の高さが心筋梗塞、狭心症、心不全の予防につながり、睡眠休養感の低下は肥満や糖尿病、脂質異常症を含めた代謝機能障害と関連することも示されています[6]。睡眠休養感を聞き取り、不足していれば改善に努める必要があります。Bさんは運動がストレス解消になっているということ、睡眠で疲れが取れていることを確認していますので、特に計画は立てていません。

表2 わが国における疾病別の発症リスクと飲酒量（純アルコール量）

脳卒中	男性	150g/週
	女性	0g ではない
脳梗塞	男性	300g/週
	女性	75g/週

別の疾患なども鑑みて、適度な飲酒を勧める
（文献7より作成）

その他の生活習慣

　喫煙者には禁煙を推奨し、受動喫煙も回避することを勧めます。肥満がある人には、体重計測が減量につながることを伝えます。飲酒の習慣がある人には、動脈硬化性疾患につながらないよう、多量飲酒は避けるように伝えます（ 表2 ）[7]。

　Bさんは非喫煙者でアルコール量にも問題がないため、計画はありません。脂質異常症の改善について、健診結果や問診に基づいたアセスメントを行い、対象者の状況や環境を考え、各種ガイドラインなどに沿った改善計画を勧めていくことが大切です。対象者と一緒に考えることで、達成可能な計画を立てていくことが改善につながります。

引用・参考文献

1) 一般社団法人日本動脈硬化学会. "第3章 動脈硬化性疾患予防のための包括的リスク管理". 動脈硬化性疾患予防ガイドライン2022年版. 東京, 一般社団法人日本動脈硬化学会, 2022, 69.
2) 一般社団法人日本動脈硬化学会. 動脈硬化性疾患予防のための脂質異常症診療ガイド2023年版. 東京, 一般社団法人日本動脈硬化学会, 2023.
3) 厚生労働省. "第2編 健診 第6章 年齢を考慮した健診・保健指導について". 標準的な健診・保健指導プログラム 令和6年度版. 118.
4) 厚生労働省.「日本人の食事摂取基準（2025年版）」策定検討会報告書. 2024,
https://www.mhlw.go.jp/content/10904750/001316476.pdf
5) 厚生労働省. 健康づくりのための身体活動・運動ガイド2023. 2024.
https://www.mhlw.go.jp/stf/seisakunitsuite/bunya/kenkou_iryou/kenkou/undou/index.html
6) 厚生労働省. 健康づくりのための睡眠ガイド2023. 2024.
https://www.mhlw.go.jp/content/001305530.pdf
7) 厚生労働省. 健康に配慮した飲酒に関するガイドライン. 2024.
https://www.mhlw.go.jp/content/12200000/001211974.pdf

西澤 千春

第2章 ① 健診結果をどう見る？ケース別アセスメント

▶ 3 高血圧

> **Case 3 Cさん**
>
> | | |
> |---|---|
> | 性別 | 男性 |
> | 年齢 | 50歳 |
> | 職業 | 公務員 |
> | 家族構成 | 妻（公務員）と子ども（高校2年生女、大学2年生男） |
> | 現病歴 | 高血圧 |
> | 既往歴 | 高中性脂肪 |
> | 家族歴 | 脳梗塞、高血圧 |
> | 仕事の状況 | 定時帰宅 |
> | その他 | 2024年2月2日に人間ドックを受診
軽度ST低下
腹部超音波所見　脂肪肝
眼底検査　細動脈口径不同 |
>
> **追加で聴取すべき情報**
> - 食事の状況
> - 嗜好の状況（飲酒・喫煙）
> - 運動の状況
> - 本人の意識

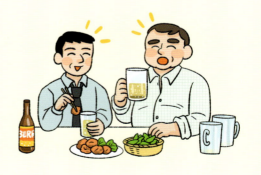

Cさんの健診結果

項　目	基準値	2024/2/2	2023/2/15	2022/2/10
身長（cm）		184.7	184.6	184.5
体重（kg）		99.8	97.0	101.0
BMI（kg/m²）	18.5〜24.9	29.3	28.5	29.7
腹囲（cm）	84.9 以下	102.0	98.0	105.0
収縮期血圧（mmHg）	129 以下	168	152	179
拡張期血圧（mmHg）	84 以下	108	86	111
クレアチニン（mg/dL）	1.00 以下	1.02	0.92	0.94
eGFR（mL/ 分 /1.73m²）	60.0 以上	60	67	66
尿酸（mg/dL）	2.1〜7.0	8.8	7.8	7.9
HDL-C（mg/dL）	40 以上	37	41	36
LDL-C（mg/dL）	60〜119	98	88	120
中性脂肪（mg/dL）	30〜149	856	389	715
AST（GOT）（U/L）	30 以下	52	48	64
ALT（GPT）（U/L）	30 以下	106	74	95
γ-GT（γ-GTP）（U/L）	50 以下	182	110	189
空腹時血糖（mg/dL）	99 以下	.99	98	100
HbA1c（NGSP）（%）	5.5 以下	5.4	5.2	5.3

Cさんの問診票

現在、血圧を下げる薬を使用していますか	はい
現在、血糖を下げる薬またはインスリン注射を使用していますか	いいえ
現在、コレステロールや中性脂肪を下げる薬を使用していますか	いいえ
現在、たばこを習慣的に吸っていますか	はい
20 歳の時の体重から 10kg 以上増加している	はい
1 回 30 分以上の軽く汗をかく運動を週 2 日以上、1 年以上実施	いいえ
日常生活において歩行または同等の身体活動を 1 日 1 時間以上実施	いいえ
ほぼ同じ年齢の同棲と比較して歩く速度が速い	はい
人と比較して食べる速度が速い	はい
就寝前の 2 時間以内に夕食をとることが週に 3 回以上ある	はい
朝昼夕の 3 職以外に間食や甘い飲み物を摂取していますか	ときどき
朝食を抜くことが週に 3 回以上ある	はい
お酒（日本酒、焼酎、ビール、洋酒など）を飲む頻度はどのくらいですか	週 5〜6 日
飲酒日の 1 日あたりの飲酒量	1〜2 合未満

ここに着目！ アセスメントのポイント

面談で聴取した情報

食事の状況：朝は抜き、昼は外食、夜は自宅で妻が調理したものを食べる。

飲酒：自宅でビール2合／日、飲み会は週1〜2回で以前より増加。飲み会では3合以上。

喫煙：20本／日、30年間。飲み会で本数は1.5倍に増加。

運動習慣：なし。

本人の意識・自覚症状：自覚症状はない。体調に変化がないため、行動を変える意欲がない。体重を減らす必要性はあると知ってはいるが、「今のところ困っていることがない」ため変える意欲はない。

血圧測定結果：1回目177/108mmHg、2回目158/108mmHg。2022年の健診後に高血圧の内服治療を開始し、2023年は忘れずに内服していたが、2024年は忘れることもある。

健康への意識

　高血圧は自覚症状が乏しく、また多くの方が有する疾患のため、自分のこととして腑に落ちず、放置されていることも少なくありません。Cさんも「血圧は前から高いが、特に体調は悪くない」とおっしゃっていました。このような状況の方には、最初からいろいろな情報を押し付けるのではなく、まずは健康、健診結果、血圧についてどのような考えを持っているのかを傾聴します。家族歴で高血圧、脳梗塞の方がいるが、介護など自身の将来像をどう考えるかについても尋ねます。さらに、生活習慣を左右する職場環境や家族役割、運動習慣や趣味・嗜好など、焦点を絞りつつ情報を収集して健康意識をアセスメントしていきます。

今、体の中で何が起こっているのか

　高血圧によって起こっている体のメカニズム、血管への影響を理解度に応じて伝えていきます。また、「今」を実感していただくために、現在の数値や所見から現状を示すと説得力が増します。例えば、血圧測定は2回実測後、報告書には平均値が記載されますが、各測定値で拡張期血圧が特に高い場合、血管内腔が狭くなっている可能性があります。血圧の測定値を、分類表（ **表1** ）[1] を利用して、どこに該当するか自身で探し、確認してもらいます。

　高血圧による血管の変化を目で見て確認できるのが眼底検査です。Cさんは動脈が1本の太い血管と細い血管に分かれる細動脈口径不同（Scheie分類による進行度Ⅱ）を

表1 成人における血圧値の分類

分類	診察時血圧（mmHg）			家庭血圧（mmHg）		
	収縮期血圧		拡張期血圧	収縮期血圧		拡張期血圧
正常血圧	< 120	かつ	< 80	< 115	かつ	< 75
正常高値血圧	120-139	かつ	< 80	115-124	かつ	< 75
高値血圧	130-139	かつ／または	80-89	125-134	かつ／または	75-84
Ⅰ度高血圧	140-159	かつ／または	90-99	135-144	かつ／または	85-89
Ⅱ度高血圧	160-179	かつ／または	100-109	145-159	かつ／または	90-99
Ⅲ度高血圧	≧ 180	かつ／または	≧ 110	≧ 160	かつ／または	≧ 100
（孤立性）収縮期高血圧	≧ 140	かつ	< 90	≧ 135	かつ	< 85

（文献 1 より転載）

表2 眼底検査 Scheie の分類

検査結果	H：高血圧性変化	検査結果	S：動脈硬化性変化
Ⅰ	網膜細動脈が軽度に狭細化、進行すると第二枝以下に特に著明に認められます	0	異常所見なし
Ⅱ	高血圧性変化のⅠより著しい細動脈狭細化と細動脈の口径不同が認められます	Ⅰ	軽度の動脈壁反射亢進と軽い交叉現象が認められます
Ⅲ	高血圧性変化のⅡの所見がさらに著しくなり、網膜出血や白斑がみられます	Ⅱ	動脈硬化性変化のⅠの所見が著しくなります
Ⅳ	高血圧性変化のⅢの所見に乳頭浮腫が加わったものです	Ⅲ	銅線動脈がみられます交叉現象がさらに著しくなります
		Ⅳ	銀線動脈がみられます

（文献 2 より転載）

認めます（**表2**）[2]。このとき眼底画像を示しながら伝えると、自身の血管の変化に納得度が高まります。

　肥満も高血圧の原因になりますが、腹部超音波検査の結果では肝臓に脂肪がつく脂肪肝の状態になっています。肝機能が上昇しており、肝臓への影響も見受けられます。血管への影響としては、血圧だけでなく BMI、脂質も高値であることから、動脈硬化が進行している可能性があります。これら現在の健診結果から読み取れる「今」の体の変化をわかりやすくお伝えしましょう。

　問診票の情報で、朝食を抜くことが週に3回以上あり、就寝前の2時間以内に夕食をとることが週3回以上あることから、夕食後の血糖値が下がりきらず、朝に高血糖となっていることが考えられます。空腹感を感じず朝食を抜き、昼食を過食することも考えられます。遅い夕食→朝食欠食→昼食過食の悪循環がないか確認する必要があります。

このまま放っておくと、今後何が起こりうるか

　今後の変化は、いま現在自覚のないCさんにとって、さらに「他人事」になりやすく、「自分は大丈夫」と根拠のない自信を持ちがちです。そのため、身近な方で同じ病気になっていないかを確認し、自分のこととして想像しやすいようにすることも一案です。家族歴に高血圧や脳卒中の方がいるので、その方をイメージしていただくのもよいでしょう。高血圧は脳卒中、心筋梗塞、血管性認知症の発生頻度を増加させると言われています。要介護になった65歳以上の方の原因は、認知症が18.1％、脳血管疾患が15.0％との報告もあります（図1）[3]。

　また、高血圧は慢性腎臓病（CKD）や腎硬化症などの発症の危険性も高まるため、血清クレアチニン、eGFRなどのデータにも注意が必要です。

さらに情報をとるべきポイント

　働く成人期の方に対しては、勤務時と休日の生活の違いを聞き取ります。また、過去の経験が現在の改善ヒントにつながる場合もあります。

禁煙意欲：変容ステージを確認し、今回の指導の目標を設定します（図2）[4]。

昼食の情報：職場の昼食環境も重要です。社食や外食なのか、自宅から弁当持参なのか、食事指導には重要な情報です。

これまでの運動経験：運動を考える際、未経験の運動を開始するのか、経験したことから関連した運動を検討するのかで、目標設定の幅が広がります。過去の運動経験を思い

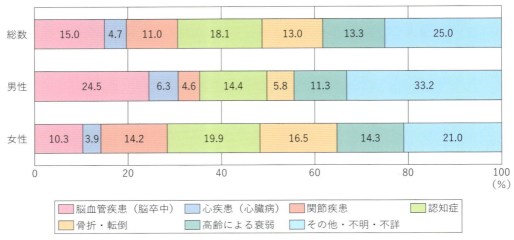

資料：厚生労働省「国民生活基礎調査」（令和元年）
（注）四捨五入の関係で、足し合わせても100％にならない場合がある

図1　65歳以上の要介護者等の性別にみた介護が必要となった主な原因

（文献3より転載）

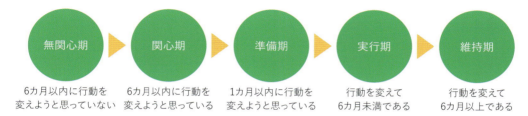

図2 行動変容ステージモデル

（文献4より転載）

出すことで、実施意欲につながることもよくあります。

趣味、娯楽：これらの情報は、身体活動量を増やす、または心の休養を考える際にも重要な情報になります。休養には、趣味やスポーツなど、週末を積極的に過ごすことで心身を整える「積極的休養」という考え方があります[5]。前向きな楽しい身体活動量の増加を考えるヒントが得られる場合があります。

ストレス状況：ストレスで交感神経系の活性が高まり血圧が上昇しやすくなります。

睡眠：いびきや睡眠の質、昼間の眠気の有無などの情報は、睡眠時無呼吸症候群が隠れていないかを知るために必要です。この疾患は高血圧の発症とも関連が深いことがわかっています。また、睡眠時無呼吸症候群による高血圧は、夜間高血圧になっていることも多く、早朝高血圧となる場合もあります[6]。自宅での血圧測定を勧める根拠にもなります。

Cさんへの保健指導

伝え方のポイント

健診結果をどのように受け止めているか、「良い」「悪い」ではなく、本人の思いを聞き出しつつ、保健師は「味方」であることを伝えます。面接は短時間のため、特に何について本人が「関心」を持っているのかを見逃さないようにしましょう。

ほめ方のポイント

具体的な行動について、それがどういった理由で良いのかを具体的に伝えます。特に体感として得られそうなものは伝えるとわかりやすいので、見つけましょう。Cさんの場合、降圧薬を2023年は忘れずに内服し、血圧、体重、中性脂肪、肝機能も改善しています。そのときの生活習慣を思い出しながら、どの取り組みが効果的だったのかを振り返り、今後何ができるかを一緒に考えます。

確認のしかた

こちらが聞きたい情報だけを順番に質問するのではなく、言葉のキャッチボールをしながら必要な情報を得ます。また、得た情報は「Cさんは○○とお考えなのですね」と、Cさんの発言をそのまま、または要約して伝え、保健師が理解していることを伝えながら話を進めていくと信頼感につながります。

目標設定

現状から、自身で検討している生活習慣改善計画があるかを確認します。また、目標は歩数測定、体重測定、飲酒量、血圧測定など数値化されたものがお勧めです。結果を本人が評価しやすく、それがさらに継続意欲へとつながりやすくなります。具体的な数値を本人が提示できない場合、目標の数値は松・竹・梅も3パターンを提示（お勧め数値は竹レベル）します。または、高めの目標数字を提示し、「もう少し下なら」と、やや低めだが真の目標値に近づけるという提案のしかたもあります。

具体的な指導例

1）血圧測定

血圧は、興奮などの精神状態、運動、気温、食事などに影響され、一日の中でも変動が生じています。また、左右同じではなく、解剖学的にも左右差が生じます。家で測定する場合は、できるだけ一定条件で測定することをお勧めします。

健診では高値で、自宅では低いとおっしゃる受診者をよく見かけます。これは家庭血圧あるいは診察室血圧と言われ、環境に応じて測定結果が異なります。測定はいずれも2回測定し、その平均値をその機会の測定値にも用いることとされています。測定結果を記録し、受診の際には持参するのが治療にも有用です。最近はスマホのアプリを活用している方も増加しています。

2）冬場の血圧

急激な温度変化により体が大きな影響を受けることをヒートショックと言い、特に冬場の浴室、脱衣所やトイレなどへの移動時が要注意です。入浴前にお風呂のふたを開けておく、脱衣所に暖房機器を設置するなど、室内の温度を上げる対策もよいでしょう。

3）運動

運動により収縮期血圧は2～5mmHg、拡張期血圧は1～4mmHg低下することが報告されています[7]。II度高血圧以下の方は運動療法も対象となります。しかし、現在運動をしていないCさんにとって、運動開始のハードルは高いと思われます。階段の利用、電話での打ち合わせでなく歩いて行き対面を増やす、遠くの駐車場を利用するなどの工

夫ができるか、勤務環境を確認しながら目標を立てましょう。また、前述の積極的休養を楽しんで取る提案はいかがでしょうか。

4）喫　煙

これまでに禁煙経験があるかを確認し、あればそれを称賛します。禁煙を決意した思いを引き出し、再度チャレンジにつなげます。禁煙経験がなく、意欲も乏しい場合は、本人の関心事にひもづけた情報提供を行います。「1本の紙巻きたばこの喫煙で、15分以上持続する血圧上昇を引き起こす」[8] など、気になる血圧と結び付けて、喫煙と体の変化についてわかりやすく説明します。

5）飲　酒

長期的な飲酒習慣は高血圧の要因となり、エタノールとして男性20〜30mL/日以下（ビール500mL缶1本、日本酒1合）に制限することが推奨されています[8]。また、飲酒時にはつまみとして塩分を多くとりやすいことや、喫煙本数も増えることなど、日頃の状況とも結び付けながら、減らすことができないかを考えます。休肝日を作ることで、ストレッチや散歩、趣味ができて夜の時間の使い方が変わる可能性もあることを提案するのもよいでしょう。

6）食　事

飲み会が週1〜2回あるので、アルコールによる食欲増進で過食傾向になる場合があります。また、外食や飲酒時のつまみのメニューに含まれる塩分を実際の塩で示すとイメージしやすくなります。一日3回ある食事ですので、「食べてダメ」を覚えるより「賢く選ぶ」をかなえられるような画像や物で伝わりやすさを工夫してみましょう。

引用・参考文献
1) 日本高血圧学会高血圧治療ガイドライン作成委員会編：「高血圧治療ガイドライン2019」ライフサイエンス出版，第2章 血圧測定と臨床評価 2 高血圧の診断．2020，18.
2) 一般財団法人日本予防医学協会．検査結果の見方 眼底検査．
https://www.jpm1960.org/jushinsya/exam/exam09.html
3) 内閣府．"第2節 高齢期の暮らしの動向 2 健康・福祉"．令和3年版高齢社会白書（全体版）．2021，32.
https://www8.cao.go.jp/kourei/whitepaper/w-2021/zenbun/pdf/1s2s_02.pdf
4) 松本千明．"行動変容ステージモデル"．厚生労働省 e-ヘルスネット．
https://www.e-healthnet.mhlw.go.jp/information/exercise/s-07-001.html
5) 厚生労働省．休養・こころの健康
https://www.mhlw.go.jp/www1/topics/kenko21_11/b3.html
6) 日本高血圧学会 高血圧診療ガイド2020作成委員会．"睡眠時無呼吸症候群"．高血圧診療ガイド2020：高血圧治療ガイドライン2019準拠．東京，文光堂，2020，26.
7) "運動療法"．前掲書6．46.
8) "節酒・禁煙"．前掲書6．47.

光畑 桂子

第2章 ❶ 健診結果をどう見る？ケース別アセスメント

▶ 4 肝機能異常

Case 4　Dさん

性別　男性
年齢　57歳
家族構成　子どもは自立しており、現在は夫婦二人暮らし
仕事の状況　中小企業の事業主。日勤業務だが、残業で帰宅が20時頃になることも多い。

追加で聴取すべき情報
・食事の状況
・嗜好の状況（飲酒・喫煙）
・運動の状況
・本人の意識

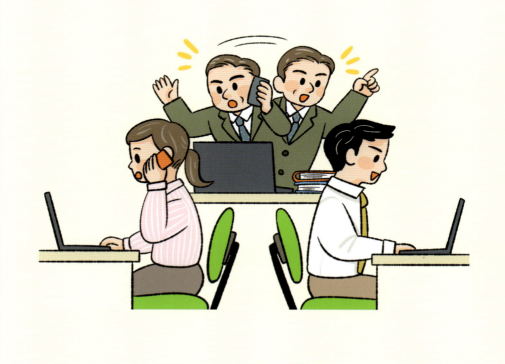

Dさんの健診結果

	基準値	2024	2023	2022
身長（cm）		171.8	172.0	171.8
体重（kg）		73.2	72.9	73.0
BMI（kg/m^2）	18.5〜24.9	24.8	24.6	24.7
腹囲（cm）	84.9 以下	90.0	89.5	91.0
収縮期血圧（mmHg）	129 以下	134	128	124
拡張期血圧（mmHg）	84 以下	85	82	84
HDL-C（mg/dL）	40 以上	51	51	58
LDL-C（mg/dL）	60〜119	126	116	136
中性脂肪（mg/dL）	30〜149	204	199	176
AST（GOT）（U/L）	30 以下	65	52	46
ALT（GPT）（U/L）	30 以下	50	44	38
γ-GT（γ-GTP）（U/L）	50 以下	110	98	85
空腹時血糖（mg/dL）	99 以下	109	102	105
HbA1c（NGSP）（%）	5.5 以下	5.6	5.4	5.3
ALP（U/L）	38〜113	65	67	66
総ビリルビン（mg/dL）	0.4〜1.5	0.8	1.1	1.0
LD（U/L）	124〜222	184	180	190
ChE（U/L）	240〜486	490	450	400
HBs 抗原	（−）	（−）	（−）	（−）
HCV 抗体	（−）	＊＊＊	＊＊＊	（−）
尿蛋白（mg/dL）	（−）	（−）	（−）	（−）
尿糖	（−）	（−）	（−）	（−）

Dさんの問診票

現在、たばこを習慣的に吸っていますか	いいえ
20 歳の時の体重から 10kg 以上増加していますか	はい
1 回 30 分以上の軽く汗をかく運動を週 2 日以上、1 年以上実施	いいえ
日常生活において歩行または同等の身体活動を 1 日 1 時間以上実施	いいえ
ほぼ同じ年齢の同性と比較して歩く速度が速い	いいえ
人と比較して食べる速度が速い	速い
就寝前の 2 時間以内に夕食をとることが週に 3 回以上ある	はい
朝昼夕の 3 食以外に間食や甘い飲み物を摂取していますか	ほとんど摂取しない
朝食を抜くことが週に 3 回以上ある	いいえ
お酒（清酒、焼酎、ビール、洋酒など）を飲む頻度はどのくらいですか	毎日
飲酒日の 1 日当たりの飲酒量	2〜3 合未満
運動や食生活などの生活習慣を改善してみようと思いますか	改善するつもりはない

> ここに着目！ アセスメントのポイント

面談で聴取した情報

食習慣・嗜好の状況：食事は基本的に妻が作っている。朝食は和食中心、昼食は妻の作るお弁当、夕食はおかずをつまみに晩酌をしている。夕食での白米は控えている。間食習慣はない。20代の頃から飲酒は毎日、2～3合程度。ビール、酎ハイ、焼酎などその日の気分で決めている。「一日の終わりに晩酌をしないとなんか落ち着かない」と話す。仕事上の付き合いなどでお酒を飲む機会も多い。休日は「やることがない」と夕方から就寝前まで飲んでいる。妻から飲み過ぎを指摘されても節酒できない。

運動習慣：基本的に車移動で仕事もデスクワーク。運動習慣はなく、月1回くらいゴルフでラウンドする。その際には仲間がカートに乗るので、一緒に乗っている。

病識：仕事が忙しく、自覚症状もないため生活を変える必要性を感じていない。「仕事も頑張っているし、たばこを吸わない、間食はしないからお酒くらい楽しみたい。楽しみを奪わないでほしい」と話している（無関心期）。

今、体の中で何が起こっているのか

　Dさんは若い頃から毎日2～3合の飲酒習慣があります。仕事上の付き合いもあり、特に休日には飲酒量が増える傾向です。アルコール性肝障害を来す飲酒量の目安は1日3合以上のお酒を5年以上の長期にわたって飲んでいる状態だと言われており、Dさんはアルコール性肝障害を来す飲酒量を摂取していると言えます。

　アルコールは小腸で吸収され、門脈を通って肝臓に達し、肝細胞でアセトアルデヒド（発がん性物質）→酢酸→二酸化炭素と水に分解されます。分解されるまでアルコールは血流に乗って全身に行き渡り、さまざまな臓器に影響を及ぼします。Dさんのようにアルコール摂取量が多く、代謝が増えると酸素が多く消費され、肝細胞が低酸素状態になることやアセトアルデヒドが肝細胞を障害することで肝機能障害となります。

　その他の肝機能障害の原因として、肝炎ウイルス、薬剤（サプリメントなど栄養剤）によるものがあります。Dさんの場合、肝炎ウイルスのHBs抗原（−）、HCV抗体（−）であり、手術歴・輸血歴がないことから、肝炎ウイルスによる肝機能障害の可能性は低いと考えられます。また、現在通院しておらず、薬の使用もないことから、薬剤性の肝機能障害の可能性は低いですが、経営者であり仕事が忙しく、健康診断の問診で申告していない栄養剤やサプリメントなどを摂取している可能性があり、追加で情報収集していく必要があります。

このまま放っておくと、今後何が起こりうるか

　日本肝臓学会（奈良宣言）において、ALT の値が 30 を超えている場合は肝機能が低下している可能性があるとして、医療機関を受診することを呼びかけています[1]。肝機能の代表的な血液検査項目である AST、ALT、γ-GT の中でも ALT はアミノ酸の合成に必要な酵素で、ほぼ肝臓にしか存在しません。このまま飲酒を継続するなど生活改善が見られない場合、脂肪肝→肝炎・肝線維症→肝硬変のように肝機能障害が進行します。アルコール性脂肪肝では AST ＞ ALT、AST/ALT ＞ 1 が認められます。D さんも AST ＞ ALT で AST/ALT が 1.3 と 1 以上ですので、アルコール性脂肪肝に移行している可能性が高いです。

アルコールと生活習慣病のリスク

　生活習慣病のリスクを高める飲酒量は、1 日当たりの平均純アルコール摂取量が 40g（2 合）以上とされています（図1）[2]。厚生労働省の「健康に配慮した飲酒に関するガイドライン」では、少量の飲酒でも健康被害のリスクがあるとしています[3]。D さんは中性脂肪と ChE の値も高く、血糖値も上昇傾向にあることから、生活習慣病も発症している可能性が高いです。さらに今後、がんなどのリスクも上がります。肝臓は自覚症状に乏しく、沈黙の臓器と言われており、健康診断などの血液検査で再検査・精密検査となって発覚するケースが多いです。だからこそ、体の中で何が起こっているのか、今後どのようなことが起こりうるのか、健康診断で伝えることが大切です。

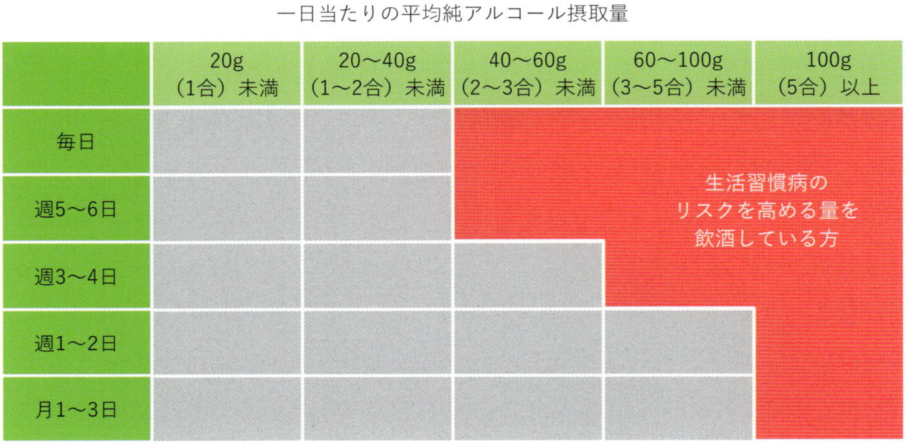

一日当たりの平均純アルコール摂取量

	20g （1合）未満	20〜40g （1〜2合）未満	40〜60g （2〜3合）未満	60〜100g （3〜5合）未満	100g （5合）以上
毎日				生活習慣病の リスクを高める量を 飲酒している方	
週5〜6日					
週3〜4日					
週1〜2日					
月1〜3日					

図1 飲酒状況の評価

（文献 2 より転載）

以上のことから、Ｄさんの場合には健康診断の結果から体の中で起こっていることについて理解を促し、Ｄさん自身の健康管理が事業継続を左右する可能性を伝えます。さらに基本的に禁酒をすることが必要であるため、生活改善のポイントを伝え、自己管理できるように促していきます。

健康が事業継続を左右する可能性

　Ｄさんは57歳の中小企業の経営者です。特に中小企業の経営者は一人で経営・管理・業務など何役も兼ねているケースが多く、事業の中枢を担う存在です。中小企業における最大の経営資産は、経営者の健康であるとも言われています。このため、経営者が体調を崩した場合には、事業継続の危機を招きかねません。しかし、Ｄさんのように「仕事が忙しく、自覚症状もないため生活を変える必要性を感じていない」と話すように自身の健康を後回しにするケースも多いです。よって、Ｄさん自身の健康・生活状況に目を向けてもらう機会が重要です。

Ｄさんへの保健指導

　Ｄさんの肝機能障害についてはアルコールに焦点を当てて保健指導を行います。さらに、再検査の受診勧奨を行って、検査値の改善を確認する必要があります。

事業継続の危機に直結する可能性があることを伝える

　経営者のＤさんは多忙のため、自身の健康や生活習慣を振り返る機会がとりにくい可能性が高いです。このままの生活状況が続けば、いずれは肝硬変に移行して、休業を余儀なくされる可能性があります。健康診断時の保健指導の機会にこそ、Ｄさんに「健康を損なう＝事業継続の危機に直結する可能性がある」と危機感を持ってもらうことが重要です。そのためには「体重は横ばいですが、肝機能は悪化しています。血糖値も年々数値が上昇していますね」と、客観的にデータの変化を伝えます。

　さらに、「肝機能のデータが悪化している原因はアルコールです。アルコールは肝臓で代謝されるので、肝臓の限度を超えるようなアルコールを摂取すると肝機能障害になります。アルコールはカロリーが高いので、血糖値も高くなります」と、Ｄさんの体の中で何が起こっているのかを簡潔明瞭に伝えます。そして、「このままのペースでお酒を飲み続けると、将来肝機能が悪化して仕事に影響が出る可能性があります」と、自身の健康を損なうことが将来、事業継続の危機に直結する可能性があることをはっきりと伝えます。自分のためだけではなく、他に意味づけができると行動は変化しやすいです。自身が築き上げてきた事業の危機を感じて行動変容に結び付くよう促します。

飲酒に対しての思いを聴いて、今後の方向性を一緒に決める

　経営者として、事業経営のリスクマネジメントにおける健康管理について、「今後、働き続ける上で、飲酒と健康についてどう考えますか？」とオープンド・クエスチョンの形で問いかけます。Dさんから禁酒や節酒の話が出るようであれば「Dさんが健康で働き続けるために、アルコールのとり方について一緒に考えてみませんか？」と気持ちに寄り添い、Dさんの思いを傾聴します。いきなり「飲酒は健康によくないので止めましょう」などと禁酒を促すのではなく、お酒を飲み過ぎる背景を受け止めて共感する姿勢を示します。否定はせずに共感した上で、純アルコール量20g（1合）を示してDさんの飲酒量が飲みすぎていること、健康リスクを高める量であることを伝えます。

　さらに、純アルコール量20g（1合）を示した際に、カロリーについても一緒に確認します。Dさんの場合、「夕食では白米を控えていただいているのですね。健康のために気を遣っていただいているのですね」と、主食を控えていることについて一度認めた上で、「500mLのビール1本と白米1膳のカロリーはほとんど変わらないので、Dさんの今の飲酒状況では、白米をお代わりしている状況です」「せっかく気を付けて白米を控えていただいているのにもったいないです」などと数値に換算して客観的に伝えます。また、Dさんは肝機能が要再検査のため、アルコール摂取量を減らしたことで肝機能が改善しているのかを指標とし、アルコール摂取について評価することも伝えます。

いきなり禁酒ではなく、置き換えることを提案する

　Dさんはお酒を飲むことが好きで、付き合いで飲酒する機会もあります。「一日の終わりに晩酌しないと落ち着かない」と話しており、晩酌は経営者の自分から離れてホッとできる時間なのだと思われます。したがって、無理に飲酒習慣をやめるのではなく、ノンアルコール飲料に置き換えることなどを提案します。ノンアルコール飲料は通常のアルコール飲料と比べてカロリーも8分の1程度に低く抑えられています。しかし、嗜好品は好みが分かれるためノンアルコール飲料がDさんに合わない可能性もあります。まずは「ノンアルコール飲料を試してみませんか？」と提案してみます。仕事の付き合いでの飲酒では置き換えが難しいかもしれませんが、今までの習慣を無理に変えることなく、純アルコール量およびカロリーの削減につながることを伝えます（ 表1 ）[3]。

セルフモニタリングできるアプリの活用を提案する

　現在、飲酒状況を記録できるライフログやアプリがたくさん出ています。このようなセルフモニタリングできるアプリは、客観的に自分の飲酒状況を確認できること、経時的な変化を見ることができること、視覚的に達成感を得られることが利点です。特に経

表1 減酒支援のポイント

何らかの形で始める	飲酒量や健康状態の確認を行うだけでも、減酒のきっかけになることがあるので、対象者の反応を見ながら、まずは始めてみましょう
共感する姿勢を示す	飲酒をやめることの難しさや葛藤、ストレスなど、お酒を飲みすぎる背景を受け止めて共感する姿勢を示しましょう。うまくいかないときには、短い間隔で支援します
減酒目標は達成可能なものに	減酒目標は押し付けず、具体的かつ達成可能なものにし、対象者が自ら設定するよう支援します

（文献2より転載）

営者や管理者は客観的なデータや数値を分析する力に長けており、新しいことへのチャレンジを柔軟に受け入れること、目標達成意欲を持ち合わせていることが多いことから有効である可能性が高いです。

Dさんは今まで妻から飲み過ぎを指摘されても節酒できない状況にありました。まずはアプリなどを使ってモニタリングをすることで、今まで惰性で飲酒していた習慣を客観的に観察・分析できるように促します。ノンアルコール飲料に置き換えた日や休肝日が視覚的にわかると達成感につながり、休肝日を継続するモチベーションも上がります。さらに、ノンアルコール飲料の感想やアプリの使用状況を聞いてみます。行動変容が継続できていれば、傾聴して節酒していることを認め、行動変容につながらなかったり、継続できていなければ、ライフログやアプリの情報を一緒に確認・分析して修正していきます。成功体験を積み重ねていくことで自己効力感が高まり、行動変容が進み、やがて自己管理することができるようになっていきます。

引用・参考文献

1) 第59回日本肝臓学会総会 奈良宣言特設サイト. 2023.
   http://site2.convention.co.jp/jsh59/nara_sengen/ (2024年12月7日参照)
2) 厚生労働省. 習慣を変える 未来に備える あなたが決める、お酒のたしなみ方 男性編. 2024.
   https://e-kennet.mhlw.go.jp/wp-content/themes/targis_mhlw/pdf/leaf-alcohol-male.pdf?1739778996840
3) 厚生労働省. 健康に配慮した飲酒に関するガイドライン. 2024.
   https://www.mhlw.go.jp/content/12200000/001211974.pdf
4) 医療情報科学研究所. "肝臓総編". 病気がみえる vol.1 消化器. 第4版. 東京, メディックメディア, 2010. 176-81.
5) "脂肪肝". 前掲書4. 214-17.
6) "アルコール性肝障害". 前掲書4. 218-21.
7) 品田雄志. 中小企業における経営者の健康リスクについて：第171回全国中小企業景気動向調査より. 信金中金月報. 18 (8), 2019, 29-41.
8) 亀井克之. 中小企業経営者の健康リスクとリスクマネジメント：日仏共同第1回調査の結果から見えるもの. 商工金融. 67 (10), 2017, 41-56.

岩田 智美

Memo

第2章 ① 健診結果をどう見る？ ケース別アセスメント

5 糖代謝異常

Case 5　Eさん

- **性別**　女性
- **年齢**　52歳
- **職業**　中小企業の課長職（主にデスクワーク）
- **家族構成**　一人暮らし
- **仕事の状況**　1年前に課長に昇進。仕事にはやりがいを感じており、真面目な性格

追加で聴取すべき情報
・食事の状況
・運動の状況
・本人の意識

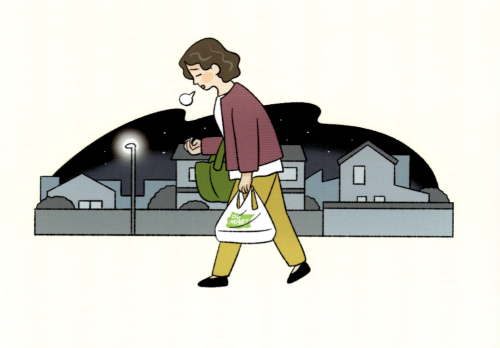

E さんの健診結果

	基準値	2024/12/18	2023/12/13	2022/12/7
身長（cm）		160.3	160.4	160.2
体重（kg）		63.7	57.1	56.4
BMI（kg/m^2）	18.5〜24.9	24.8	22.2	22.0
腹囲（cm）	84.9 以下	85.0	80.1	79.6
収縮期血圧（mmHg）	129 以下	129	118	108
拡張期血圧（mmHg）	84 以下	84	78	76
eGFR（mL/ 分 /1.73m^2）	60.0 以上	66.0	72.0	78.0
HDL-C（mg/dL）	40 以上	43	42	46
LDL-C（mg/dL）	60〜119	128	122	124
中性脂肪（mg/dL）	30〜149	116	92	88
AST（GOT）（U/L）	30 以下	33	32	24
ALT（GPT）（U/L）	30 以下	40	34	30
γ-GT（γ-GTP）（U/L）	50 以下	20	15	11
空腹時血糖（mg/dL）	99 以下	109	102	105
HbA1c（%）	5.5 以下	6.0	5.7	5.5
尿蛋白（mg/dL）	（−）	（−）	（−）	（−）
尿糖	（−）	（−）	（−）	（−）

E さんの問診票

現在、たばこを習慣的に吸っていますか	いいえ
20 歳の時の体重から 10kg 以上増加している	いいえ
1 回 30 分以上の軽く汗をかく運動を週 2 日以上、1 年以上実施	いいえ
日常生活において歩行または同等の身体活動を 1 日 1 時間以上実施	いいえ
ほぼ同じ年齢の同性と比較して歩く速度が速い	いいえ
食事をかんで食べるときの状態はどれに当てはまりますか	なんでもかんで食べることができる
人と比較して食べる速度が速い	普通
就寝前の 2 時間以内に夕食をとることが週に 3 回以上ある	はい
朝昼夕の 3 食以外に間食や甘い飲み物を摂取していますか	ときどき
朝食を抜くことが週に 3 回以上ある	はい
お酒（清酒、焼酎、ビール、洋酒など）を飲む頻度はどのくらいですか	飲まない
睡眠で休養が十分とれていますか	いいえ
運動や食生活などの生活習慣を改善してみようと思いますか	改善するつもりである（概ね 6 カ月以内）

ここに着目！ アセスメントのポイント

面談で聴取した情報

食事の状況：朝食は昔から食べる習慣がなく、ブラックコーヒーを飲みながら車で片道30分かけて通勤している。1年前と食事量に変化はない。課長になる前は17時半に退勤し、19時に夕食を食べていた。現在は残業が増え、20時半に退勤し、22時に夕食を食べている。残業でくたくたに疲れてしまい、以前は自炊をしたが、帰宅途中のコンビニで買って帰ることが増えた。仕事での疲労度が特に強い日は、甘いデザートをかごに入れてしまい、帰宅後に食べてしまった後に罪悪感を感じている。

運動の状況：管理職になる前はスポーツジムに通っていたが、現在はほとんど通えなくなったため退会してしまった。休日も疲れてしまい、家で過ごすことが多い。運動習慣はなく、日中の歩数もスマートフォンのアプリを利用して計測すると一日当たり3,000〜4,000歩ほど。移動は車が中心で、エレベーターもよく利用している。

本人の意識：0時に就寝し、6時に起床するスタイルだが、最近、夜間は寝苦しく、熟眠感が落ちることや、中途覚醒することが増えた。日中も疲労感が強く、仕事中に頭痛やほてりなども感じることが増え、集中力も下がってしまっている。また、食事量が増えたわけではないのに体重が増え、今までの人生の中で最も重い体重になった。症状を改善したいという思いはあるが、倦怠感が強く、どうしたらいいのかわからないといった不安感も抱えている。

今、体の中で何が起こっているのか

　Eさんは課長になって1年ですが、仕事に対する責任も増え、残業も以前に比べ毎日3時間増え、Eさんを取り巻く状況が大幅に変わりました。ストレスも大きくかかってきていると思われます。頭痛や熟眠感の低下などの症状は、ストレスによる身体的反応の可能性も考えられます。ストレスがかかると交感神経が優位になり、血糖を上昇させるグルカゴンやアドレナリン、甲状腺ホルモンなどが分泌されたり、分泌されたコルチゾールが肝臓での糖新生を促したりするために血糖値が上昇しやすくなります。

このまま放っておくと、今後何が起こりうるか

　通常、食後に血糖値が上昇すると、インスリンが分泌され、ブドウ糖はまず肝臓に取り込まれます。その後、肝臓からブドウ糖があふれ出すと、筋肉細胞と脂肪細胞にて取り込まれ、脂肪細胞もいっぱいだと、血中にあふれ出します。Eさんのデータを見てみると、肝臓に多く含まれている酵素であるALT値が40 IU/Lと肝臓に負担がかかって

いる状態で、糖を十分に取り込むことができません。また、運動習慣もないため筋肉細胞への取り込みも十分にできず、脂肪細胞に取り込まれることが考えられます。そして、血中にあふれ出したブドウ糖は中性脂肪に変換され肝臓に取り込まれ、肝臓に脂肪がたまりやすい状態になっていることが考えられます。肝臓に脂肪がたまり続ければ、将来脂肪肝につながり、肝機能が低下するだけでなく血糖コントロールも不良となり、糖尿病のリスクが高まることから、生活習慣の改善に取り組む必要があります。

さらに情報をとるべきポイント

年齢と症状（疲労感、頭痛、ほてり、集中力の低下、熟眠感の低下、中途覚醒）から、更年期症状の可能性も考えられます。閉経の前後5年の約10年間は更年期と呼ばれます。更年期には女性ホルモンの一つであるエストロゲンが急激に減少します。エストロゲンにはインスリンの働きを助けて、血糖値を安定させる作用があるため、更年期でエストロゲンが減少することで、①インスリン抵抗性（インスリンが効きにくく血糖値が上がりやすい）が上昇する、②内臓脂肪が増え、インスリンの働きが悪化し、血糖コントロールが乱れやすくなる、③自律神経のバランスが崩れやすく、ストレスや睡眠不足が血糖値を上げるなどの影響が出やすくなります。更年期と血糖の関連性について情報提供するとともに、生活習慣を見直していくことが重要です。

Eさんへの保健指導

Eさんの行動変容ステージは「関心期」です。Eさんの世代の働く女性は、キャリアも長く、管理職など責任ある立場にあることが多いため、仕事を優先させ、自分のことは後回しにすることが少なくありません。仕事上のストレスがかかる状況で、更年期症状も抱えつつも、Eさんが取り組めそうな食事・運動・睡眠などの生活習慣の改善方法とセルフモニタリング方法を提案します。自分自身で一つひとつの生活習慣が血糖値の変動に関わっていることに気づき、更年期症状があっても継続して取り組んでいけるような、Eさんの思いに沿った保健指導を行っていくことが大切です。

食　事

体内時計は体内の時間軸を調節するシステムです。体内時計が狂うと、睡眠障害、うつ病、肥満、糖尿病などの代謝障害などの発症につながることがわかっています。朝食は体内時計を整える上でも重要なカギを握っています。朝食をとることによって体内時計はリセットされ整います。また、体内時計を調整する蛋白質の1種に「BMAL1」があります[1]。BMAL1は体脂肪をため込む働きをしており、特に午後22時から午前2

時の間は1日の中でも最も増える時間帯だとされています。そのため、この時間帯に食事を摂取すると脂肪合成しやすく、体重が増えやすくなります。

　Eさんは食事の総摂取カロリーは管理職に就く以前とほぼ変わりないと考えられますが、夕食をとる時間が遅くなっているため、BMAL1の作用によって体脂肪をためやすい状況です。前回値に比べ体重が2kg増加していることも、夕食をとる時間が遅くなっていることが影響していると考えられます。内臓脂肪が増えるとインスリン抵抗性が増すため、夕食が遅くなる際は糖質・脂質が低く、カロリーを抑えたメニューにするよう提案します。Eさんがコンビニでよく購入する夕食のメニューを聞き取って、具体的にメニューを変更、追加して、栄養バランスを整えるような方法をアドバイスすると、さらに理解度が増します。

　また、Eさんはストレスがかかっている状態なので、本能的に甘いものを食べて幸福感を感じるホルモン「ドーパミン」を分泌させ、ストレスを解消しようとしているのかもしれません。その場合、「スイーツは買わないで」「スイーツを食べないで」と指導すると、余計にストレスがかかります。スイーツを買うなら、BMAL1の働きの弱くなる朝食時や昼食時に食べるよう提案します。

　そして、Eさんは朝食を食べていません。朝食を欠食して1日2食にした場合、総摂取カロリーは低くなりますが、1日3食食べたときと比較して、昼食・夕食時の血糖値が急激に上昇します（図1）[2]。加えて、「朝食を抜くと体重が増えるのに筋肉量は減る」との研究報告[3]もあるように、血糖値が上がらないまま活動を開始してしまうと、肝臓に次いで筋肉からグリコーゲンを引き出して使うようになるので筋肉量が減ります。筋

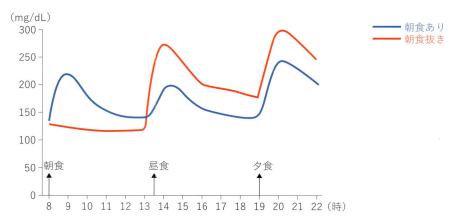

Jacubowicz D, et al. Diabetes Care. 2015; 38（10）:1820-1826より簡略図
This is an open article distributed under the terms of the Creative Commons CC BY license.
Copyright C 2015, American Diabetes Association

図2 血糖の変化の比較

（文献2より転載）

肉量の減少はインスリンの働きをさらに弱めます。朝が忙しければ、おにぎりやバナナなど簡単なメニューをとるようお勧めします。

睡　眠

　睡眠も糖代謝と大きく関係しています。2型糖尿病の発症リスクについて、日本人労働者での研究でも「睡眠時間7.0～7.5時間の群で発症リスクが最も低く、6.5時間未満の群ではリスクが上昇している」と報告されており[4]、睡眠の質の低下が2型糖尿病のリスクを上げていることが考えられます。

　Eさんの睡眠時間は6時間ですが、熟眠感の低下や中途覚醒を踏まえると、睡眠時間は6時間以下であることが考えられます。『糖尿病診療ガイドライン2024』では「2型糖尿病予防のため、質の良い睡眠を7時間とること」を推奨しているため[5]、Eさんには睡眠の質を上げるための方法を提案していきます。睡眠の質を上げる方法はさまざまあります。中でも、朝食を欠食しているEさんには、朝食にトリプトファン（必須アミノ酸）を豊富に含む蛋白質とビタミンB_6をとることを勧めます。朝食時に摂取したトリプトファンは、14～16時間かけて睡眠を促すホルモンであるメラトニンを生成する材料になります。また、ビタミンB_6は蛋白質の分解・再合成に関わるため、一緒に摂取することが効果的です。他にも「朝に光を浴びる」「日中に適度な運動をする」「入浴をする」「暗く静かな環境で就寝する」「就寝前のカフェイン摂取を控える」「就寝前にリラックス法を取り入れる」など、情報提供した上で、取り組めそうな方法があるか、話をします。

身体活動量（運動、生活活動）

　糖尿病を改善するための具体的な運動療法について、『糖尿病診療ガイドライン2024』では、「有酸素運動は、中強度で週に150分かそれ以上、週に3回以上、運動しない日が2日間以上続かないように行い、レジスタンス運動は、連続しない日程で週に2～3回行うこと」がそれぞれ勧められています[6]。インスリンの働きを改善するためには、筋肉を動かして活動している状況を生み出すことが必要です。しかし、Eさんの多忙な日常だと、平日に運動する時間を帰宅後にさらに付加することは難しいかもしれません。

　Eさんはデスクワーク中心で、1日当たりの歩数も3,000～4,000歩と少ない状態です。「長時間の座位行動をできる限り頻繁に（例えば、30分ごとに）中断することが、食後血糖値や中性脂肪、インスリン抵抗性などの心血管代謝疾患のリスク低下に重要である」と報告されており[7]、『糖尿病診療ガイドライン2024』では「日常の座位時間が長くならないようにして、合間に軽い活動を行うことが勧められる」とされています[8]。デス

クワーク時は長時間の座位時間を避けて、座位時間が30分を超えたら一度中断し体を動かして、気分転換を図ることを勧めましょう。最近はスマートウォッチで座りすぎ防止のリマインダー機能を搭載した機種もありますので活用をお勧めします。

他にも、休日におけるアクティブレストも提案します。アクティブレストとは運動など何らかの活動を行う休養のことで、ゆったりと過ごす休養よりも疲労回復につながりやすいことがわかっています[9]。Eさんの症状の程度によりますが、症状が落ち着いている休日にはウォーキングをして体を動かすようアドバイスします。適度な運動によって、質の良い睡眠にもつながりやすくなります。

セルフモニタリング

Eさんが自ら状態を把握して行動変容に取り組めるよう、ツールの利用について情報提供します。例えば、歩数を把握するためにスマートフォンのアプリ、睡眠の状態を把握するためにスマートウォッチ、血糖値の変動を把握するために持続グルコースモニタリング機器の使用などをお勧めします。スマートフォンに連携すれば一括で管理することもできます。忙しいEさんにとって、持ったり装着したりするだけで自動でデータが集積され、日々の振り返りを通して生活習慣改善のヒントをつかめれば、行動変容を始めるきっかけとなります。

引用・参考文献

1) 柴田重信ほか．"時計遺伝子による脂肪細胞機能"．時間栄養学：時計遺伝子と食事のリズム．第2版．日本栄養・食糧学会監修．香川靖雄編．東京，女子栄養大学出版部，2009，140-51．
2) 日本医師会ホームページ 健康の森．"糖尿病の治療法 食事療法"．
https://www.med.or.jp/forest/check/tonyo/0401.html
3) Kiriyama, K. et al. Skipping breakfast regimen induces an increase in body weight and a decrease in muscle weight with a shifted circadian rhythm in per ipheral tissues of mice. British Journal of Nutrition. 128 (12), 2022, 2308-19
4) Heianza, Y. et al. Role of sleep duration as a risk factor for type 2 diabetes among adults of different ages in Japan:the Niigata Wellness study. Diabet Med. 31, 2014, 1363-7.
5) 日本糖尿病学会．"Q21-7 睡眠は2型糖尿病の発症にどの程度関与するか？"．糖尿病診療ガイドライン2024．東京，南江堂，2024，473．
6) 日本糖尿病学会"CQ4-1 糖尿病の管理に運動療法は有効か？"．前掲書5．67-9．
7) Loh, R. et al. Effects of interrupting prolonged sitting with physical activity breaks on blood glucose,insulin and triacyglycerol measures: A systematic review and meta-analysis. Sports Med. 50, 2020, 295-330.
8) 日本糖尿病学会"Q4-4 運動療法以外の身体を動かす生活習慣（生活活動）は糖尿病の管理にどう影響するか？"．前掲書5．76-7．
9) Michishita, R. et al. The prautice of active rest by workplace units improves personal relationships, mental health, and physical activity among workers. J Occup Health. 59 (2), 2017, 122-30.

宮﨑 美菜子

Memo

第2章 ❶ 健診結果をどう見る？ケース別アセスメント

▶ 6 心電図異常

Case 6 Fさん

- **性別** 男性
- **年齢** 48歳
- **職業** 製造業
- **家族構成** 妻、子ども2人と同居
- **現病歴** 40歳～高血圧、糖尿病、内服加療中
- **仕事の状況** 製造業、3交替勤務あり
- **飲酒** 週5～6日/週、1合程度
- **喫煙** 過去喫煙歴あり。10本／日×17年間
- **本人の自覚症状** 特になし

追加で聴取すべき情報

・家庭血圧の測定習慣とその測定値
・主治医での検査データ（糖尿病：HbA1cの直近データ）
・処方薬と内服状況
・健診結果からの受け止め
・本人の行動変容ステージ

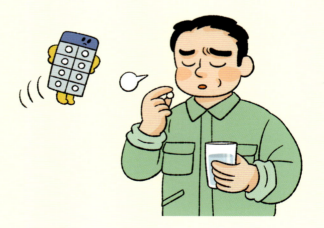

F さんの健診結果

項　目	基準値	2024/4/19	2023/11/14	2023/4/24
身長（cm）		169.8	169.8	170.1
体重（kg）		75.8	73.4	75.9
BMI（kg/m^2）	18.5〜24.9	26.3	25.5	26.2
腹囲（cm）	84.9 以下	95.0	92.0	94.8
収縮期血圧（mmHg）	129 以下	153	150	140
拡張期血圧（mmHg）	84 以下	104	108	101
HDL-C（mg/dL）	40 以上	65	71	61
LDL-C（mg/dL）	60〜119	104	96	77
空腹時中性脂肪（mg/dL）	30〜149	＊	174	＊
随時中性脂肪（mg/dL）	30〜149	246	＊	250
AST（GOT）（U/L）	30 以下	29	27	23
ALT（GPT）（U/L）	30 以下	40	33	36
γ-GT（γ-GTP）（U/L）	50 以下	83	73	59
空腹時血糖（mg/dL）	99 以下	＊	128	＊
随時血糖（mg/dL）	60〜109	165	＊	179
HbA1c（NGSP）（%）	5.5 以下	6.7	＊	6.5
尿蛋白	（－）	（－）	（－）	（－）
尿糖	（－）	（1 +）	（±）	（3 +）
心電図所見		左室肥大 軽度 ST 低下	左室高電位	左室高電位

＊心電図はいずれも C（経過観察）判定

F さんの問診票

現在、血圧を下げる薬を使用していますか	はい
現在、血糖を下げる薬またはインスリン注射を使用していますか	いいえ
現在、たばこを習慣的に吸っていますか	いいえ 過去 10 本／日× 17 年間
20 歳の時の体重から 10kg 以上増加している	はい
お酒（日本酒、焼酎、ビール、洋酒など）を飲む頻度はどのくらいですか	週 5〜6 日
飲酒日の 1 日当たりの飲酒量	1〜2 合未満

健診結果をどう見る? ケース別アセスメント ▼ ⑥

産業保健と看護 2025 春季増刊

ここに着目！ アセスメントのポイント

面談で聴取した情報

家庭血圧の測定習慣と測定値：血圧はクリニック受診時のみ測定し、家庭血圧を測定する習慣はない。かかりつけ医からの治療目標を確認すると、「先生に任せている」と答える。

クリニックで実施した採血データ：半年ごとに採血しているが、結果は気にしていない。

処方薬とその内服状況：交替勤務に従事しており、夜勤の日は朝食をとらないため、朝の分の内服を忘れることが多い。

健診結果からの受け止め：健診結果に大きな変化が見られないことと内服治療をしていることに安心し、現在の状況が重大な疾患につながるかもしれないという危機感は薄い。行動変容ステージは「無関心期」。

今、体の中で何が起こっているのか

冠危険因子とは、冠動脈疾患を引き起こすリスクのことで、高血圧・糖尿病・喫煙・脂質異常症・肥満・家族歴などがあります。Fさんの場合、高血圧・糖尿病・肥満・過去の喫煙と、リスクが複数あります。『高血圧治療ガイドライン2019』では、糖尿病を持つ場合の降圧目標値は130/80mmHgと定められています[1]。Fさんの血圧は153/104mmHgと目標値に達しておらず、コントロールが不良で、心血管疾患発症のリスクが高い状態です。

このまま放っておくと、今後何が起こりうるか

通院中の疾患に対するより厳重なコントロールの必要性の理解を促し、そもそもの要因となる肥満の改善に向けたアプローチも必要になります。Fさんはベースに肥満があり、高血圧や糖尿病などの管理が不十分な状態で、心電図の所見が現れています。習慣的な飲酒習慣や過去の喫煙が今後心血管疾患の発症リスクを高めると判断し、介入の優先度を上げて生活習慣の見直しや定期的な健康管理が重要となる事例だと言えます。

心臓の状態を把握する

心疾患は悪性新生物に次ぐ死因の第2位です（ 表1 ）[2]。中でも虚血性心疾患の原因となる動脈硬化は自覚症状がないまま進行していくため、定期健康診断で実施する心電図検査は心臓の状態を把握するための重要な検査だと言えます。

1）12誘導心電図

心臓は電気刺激によって拍動していますが、その電気興奮を波形として記録したもの

表1 性別にみた死因順位

	第1位	第2位	第3位
総　数	悪性新生物	心疾患*	老衰
男　性	悪性新生物	心疾患*	脳血管疾患
女　性	悪性新生物	老　衰	心疾患*

＊「心疾患」は「心疾患（高血圧性を除く）」

(文献2より作成)

表2 不整脈の症状

不整脈	病　態	自覚症状
期外収縮	早いタイミングで心臓が収縮	脈が飛ぶ、一瞬胸がドキッとする、胸が一瞬つまる感じ　など
心房細動、発作性上室性頻拍、心室頻拍など	一定間隔で頻脈が続く	ドキドキする、胸が苦しい　など
洞不全症候群、完全房室ブロック、高度房室ブロックなど＊ペースメーカの適応になることもある	極端な徐脈で数秒以上心臓からの拍出が途絶えることで脳への血流が低下する	気を失う、目の前が暗くなる（白くなる）、めまい　など

・極端な頻拍で心臓が空うちすると徐脈と同様の症状が出現することがある
・不整脈が持続すると心臓の働きが悪くなり、息切れやむくみなどの心不全症状が出現する
・胸の痛み、圧迫感などはさまざまな不整脈で現れる。その場合、狭心発作との鑑別が必要になるため循環器科への受診が勧められる

が心電図です。心電図は基本的に脈の乱れ（リズムが早い、遅い、不安定など）と心臓の筋肉の状態（心筋の虚血、心肥大の変化など）を捉えるためのもので、特に不整脈の診断において最も役立ちます。しかし、記録時間が短いことや、症状があるときに必ずしも記録できないことなど、限界もあります。そのため、不整脈発現の有無については本人の自覚症状もとても重要な情報となります。不整脈の症状は動悸、めまいなど、さまざまです（表2）。

2）不整脈のセルフモニタリング

　皆さんは従業員との面談の場で、相手が動悸などの自覚症状を訴えた場合はどう対応していますか？ 症状があればもちろん循環器科への受診勧奨を行いますが、受診したタイミングで不整脈が出現しているとは限りません。そのため、受診までの間はセルフモニタリングについて保健指導できるとよいでしょう。

　動悸やめまいを自覚した際に、脈のリズムを確認する「検脈」の方法を指導します。利き手の人差し指と中指の先端を反対の手の橈骨動脈に当てます。脈拍を触知できたら、リズムが一定かどうか、1分間の脈拍数がどのくらいかを確認します。脈拍の正常値は60〜90回／分なので、120回／分以上または40回／分未満であれば受診を促します。

　血圧も測定することで、循環動態が保たれているかどうかを確認することができます。

症状が出現した日時とともに、誘因となる出来事や動作などについて記録し、循環器科受診時に持参すると、診断に役立つことがあります。最近ではウエアラブル端末による不整脈検知機能で脈拍数の記録が容易に行えるため、普段からそれらの機器を健康管理に活用することもお勧めです。

3) 心筋の状態を確認する

　心電図は不整脈の有無だけでなく、心筋の状態を把握することもできます。冠動脈の動脈硬化が進行すると虚血性心疾患を発症し、心電図上 ST 変化や異常 Q 波などの異常波形が検出されます。また、心電図は左室の筋肉が厚くなる左室肥大の変化も捉えることができます。左室肥大とは、何らかの原因で心臓の筋肉の壁が肥厚し、分厚くなっている状態を示します。左室肥大があると心臓の収縮力が強まり、心臓からの電位が大きくなるため、心電図で特有の変化が起こります。その変化を「左室高電位」と言います。左室肥大では、①左室の伸展性が低下し、左房から左室への血液の流れが悪くなり、左房に負担がかかって労作時の息切れを生じる、②肥大した心筋の酸素消費量が増加するため、心筋虚血による狭心症状を合併しやすくなる、③肥大した心筋から不整脈が出現し、突然死を引き起こすこともある、などの問題が出現します[3]。

　この左室肥大の要因として最も頻度が多いのは高血圧です。この場合、心臓への負担を軽減させるための生活改善や降圧治療を受けることが必要となるため、この所見を基に、自覚症状に乏しい高血圧の影響をいかに自分ごととして捉えてもらうか、そして行動変容につなげるかが重要になります。

F さんへの保健指導

心電図所見から考慮すべき業務・作業

　不整脈の種類によっては、一過性に意識消失発作が出現し、その後ペースメーカーや除細動器の埋め込みが必要となるケースや、心負担軽減のため日常生活に制限が加わる場合があります。労務管理、重量物の取り扱い、寒冷環境下での業務や単独業務への配慮について、主治医や産業医との連携を図り、事業所として管理することが重要です。

重大性を認識してもらう

　F さんの場合、服薬や定期的な通院により安心し、通院中の疾患が重大な疾患につながるという危機感が薄い状態だと言えます。この場合、家庭血圧値は高血圧の治療方針にも影響するため、家庭での測定を勧め、記録に残し、主治医へ報告するようアドバイスします。

対象者の危機感が低い理由として、知識不足、罹患性や重大性の欠如などが考えられます[4]。Fさんには現在の状態が持続することで心疾患を発症する可能性が高いこと、そしてその場合の仕事や日常生活への影響について説明することで重大性が認識でき、行動変容を促すような働きかけが有効だと言えます。

治療状況・服薬状況の確認

糖尿病については、健診結果だけで判断せず、クリニックで実施した直近の採血結果で治療状況を把握します。そのため、保健指導時にお薬手帳や採血結果などを持参するよう、事前案内をした上で実施するとよいでしょう。

本人が持参した処方薬の情報をもとに、正しい用法、用量で内服できているか、本人の生活時間に沿って確認します。特に交替勤務者は不規則な食習慣により、薬の飲み忘れや内服時間の認識を誤り、医師の指示通りの内服ができていないことがよくあります。変則勤務の場合は医師に相談するよう勧めます。対象者が勤務帯によってどの時間帯にどの薬を内服しているか、詳細に情報収集を行い、服薬指導を行います。交替勤務に就いている方は肥満の発症リスクが高く、循環器疾患発症の高リスクとなるため、通院と服薬の管理はより重要になってきます。

特に高血圧や糖尿病など自覚症状の乏しい疾患への行動変容を促すには、心電図などの所見と関連づけて説明することで、対象者の気づきにつながることがあります。その点では、まずは看護職が心電図所見から病態生理を理解した上で現状のリスクについて対象者に説明することが求められます。さらに、産業保健職として対象者の生活習慣や通院治療の管理状況だけでなく、労働環境、労務管理など社会的要因についても情報収集し、対象者に即した保健指導を行うことが効果的な保健指導につながります。

引用・参考文献
1) 日本高血圧学会高血圧治療ガイドライン作成委員会. "第7章 他疾患を合併する高血圧". 高血圧治療ガイドライン2019. 東京, 日本高血圧学会, 2019, 124-6.
2) 厚生労働省. "第6表 性別にみた死因順位". 令和5年 (2023) 人口動態統計 (確定数) の概況. 2024, 15. https://www.mhlw.go.jp/toukei/saikin/hw/jinkou/kakutei23/dl/10_h6.pdf
3) 小川聡. "付録 心電図検査 有所見者への説明のしかた". Dr. 小川聡の保健指導のための心電図の見かた. 東京, メディカルサイエンス, 2023, 20.
4) 坂根直樹. "第1章 課題解決のキーワードと理論". 保健指導・栄養指導に役立つ キーワードと理論で磨く伝える力. 東京, 中央法規, 2023, 10-5.
5) 公益財団法人日本心臓財団. 今月のトピックス：不整脈を知ろう. https://www.jhf.or.jp/topics/2016/004245/

桑原 聖子

第2章 ❶ 健診結果をどう見る？ケース別アセスメント

▶ 7 貧血

Case 7 G さん

- **性別** 女性
- **年齢** 27 歳
- **家族構成** 夫、子ども（2 歳 6 カ月）
- **既往歴** 第 1 子妊娠時に鉄欠乏性貧血（Hb9.0g/dL 程度）のため鉄剤を内服していた。内服による副作用なし。
- **現病歴** なし
- **家族歴** なし
- **仕事の状況** 事務職（運輸業）。育児短時間勤務を利用し、9：00〜16：00 の就業。

追加で聴取すべき情報
・食事の状況
・運動の状況
・嗜好の状況（飲酒・喫煙）
・本人の意識

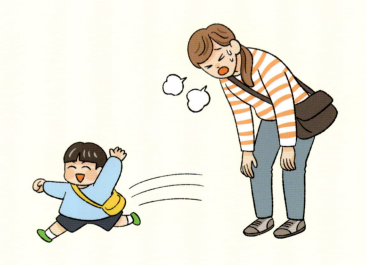

G さんの健診結果

項　目	基準値	2024/6/4	2023/6/23	2022/6/20
身長（cm）		154.7	155.0	154.8
体重（kg）		45.0	44.6	48.3
BMI（kg/m²）	18.5〜24.9	18.8	18.6	20.2
腹囲（cm）	89.9 以下	67.0	64.7	68.0
収縮期血圧（mmHg）	129 以下	115	105	106
拡張期血圧（mmHg）	84 以下	73	66	67
HDL-C（mg/dL）	40 以上	50	55	49
LDL-C（mg/dL）	60〜119	118	127	107
空腹時中性脂肪（mg/dL）	30〜149	97	41	122
AST（GOT）（U/L）	30 以下	13	19	16
ALT（GPT）（U/L）	30 以下	10	17	14
γ-GT（γ-GTP）（U/L）	50 以下	12	10	14
空腹時血糖（mg/dL）	60〜99	90	83	91
HbA1c（%）	5.5 以下	5.3	5.2	5.2
尿糖	（−）	（−）	（−）	（−）
尿蛋白（mg/dL）	（−）	（−）	（−）	（−）
赤血球数（万/μL）	386〜492	481	469	491
血色素量（g/dL）	12.1〜14.5	10.8	12.6	13.3
子宮頸がん		NILM	未実施	NILM
婦人科内診		異常なし	未実施	異常なし
心電図		正常範囲	正常範囲	正常範囲
胸部 X 線		所見なし	所見なし	所見なし
医師診察		異常なし	異常なし	異常なし

G さんの問診票

医師から、貧血といわれたことがある	はい
現在、たばこを習慣的に吸っている	いいえ
1 回 30 分以上の軽く汗をかく運動を週 2 日以上、1 年以上実施	いいえ
日常生活において歩行または同等の身体活動を 1 日 1 時間以上実施	いいえ
この 1 年間で体重の増減が ± 3kg 以上あった	いいえ
朝食を抜くことが週に 3 回以上ある	いいえ
お酒（清酒、焼酎、ビール、洋酒など）を飲む頻度はどのくらいですか	ほとんど飲まない
睡眠で休養が十分とれていますか	はい

> ## ここに注目！アセスメントのポイント

面談で聴取した情報

食事の状況：朝は子どもの食事介助や保育園の支度のために時間がなく、菓子パンのみ。昼食はコンビニで購入、パスタやサンドウィッチが多い。夕食は19時頃、自身でも作っているが、総菜を利用することも多い。

運動習慣：休日に子どもと公園で遊ぶ。

飲酒・喫煙習慣：なし

月経状況：産後半年で月経再開。月経周期は28日周期で順調。第2子の挙児希望あり。

本人の意識：妊娠時より貧血のデータは悪くなく、育児で自分の時間がとれないため様子を見てよいと思っている。最近、疲れがとれないと感じている。

今、体の中で何が起こっているのか

　貧血はヘモグロビン（Hb）濃度で評価されます。この検査は労働安全衛生法に基づく定期健康診断項目の一つです。貧血とは血液中の赤血球成分が減少した状態のことを言い、世界保健機関（WHO）基準では、Hb濃度が成人男性は13.0g/dL未満、成人女性は12.0g/dL未満、小児・妊婦・高齢者は11g/dL未満としています。月経のある年代の女性（20〜40代）の場合、2割程度が貧血の診断基準を満たすと考えられています。

　鉄欠乏性貧血は体内の貯蔵鉄が枯渇し、赤血球造血に必要な鉄が骨髄の造血系に供給されないために発症します。鉄の需要の増大、または供給量の減少が原因です。鉄の需要の増大は、慢性の出血によって生じます（ 表1)[1]。鉄の供給不足は多くの場合、食事からの摂取量が不十分なために起こります（ 表2)[1]。

　若い女性の場合、鉄欠乏性貧血の一番の原因は月経による血液の喪失やダイエットなどによる摂取不足です。鉄欠乏性貧血は、まず、鉄欠乏に至った原因を特定し、その原因に対する治療や予防のための指導を行うことが大切です。その他の貧血として、腎疾

表1 鉄の需要増大の主な原因

- ・慢性の出血・失血
  - ・性器出血（過多月経、子宮筋腫、子宮内膜症、子宮がんなど）
  - ・消化管出血（胃・十二指腸潰瘍、炎症性腸疾患、胃がん、大腸がんなど）
- ・妊娠、授乳
- ・成長期やスポーツ選手に見られる筋肉量の増加
- ・貧血回復期などに見られる赤血球造血亢進
- ・血管内溶血（マラリア、人工弁による機械的破砕など）

（文献1より一部抜粋）

表2 鉄の供給低下の主な原因

・鉄の摂取不足（極端な菜食主義、ダイエット、摂食障害、社会的要因による低栄養、飢餓）
・自己免疫性萎縮性胃炎
・ヘリコバクター・ピロリ菌感染症
・胃あるいは十二指腸切除後
・慢性炎症（インターロイキン6によるヘプシジンの過剰産生）

(文献1より一部抜粋)

患や肝疾患、甲状腺疾患、血液疾患、膠原病などが原因の場合があり、アルコール多飲によっても貧血を呈する場合があります。

このまま放っておくと、今後何が起こりうるか

ヘモグロビンは肺で酸素と結び付き、体全体に酸素を運ぶ働きをしています。中でも酸素を必要としているのは脳なので、貧血があると脳の機能低下が起こります。この脳の機能低下について、本人は自覚していないことがほとんどで、職場としても気づかぬうちに仕事の効率が下がったり、生産性が落ちたりする影響が考えられます。近年では、貧血とメンタルヘルス不調の関連も示唆されています。また、体内の酸素不足を補うために心臓への負荷もかかります。ヘモグロビン6g/dL以下が持続すると、心不全症状を呈することがあります。

貧血はめまいや立ちくらみ、動悸、息切れ、倦怠感、頭痛、気力の低下など、さまざまな不調の原因となります。さじ状爪やレストレスレッグス症候群（夜間脚がむずむずする）も貧血症状の一つです。しかし、慢性的な貧血の場合、ヘモグロビン濃度が8〜9g/dLでも無症状の場合があり、放置している事例を多く見かけます。女性の場合、妊娠時の貧血で、低体重児出産や死産のリスクが増えるという報告もあるため、将来子どもを産みたい女性にとって貧血対策は重要です。Gさんは「疲れやすい」と自覚しており、仕事や家事のパフォーマンスにも影響があることが考えられます。

貧血時に考慮すべき業務・作業

有害物質等取扱業務（有機溶剤［貧血検査有物質］・特定化学物質［貧血検査有物質］・電離放射線業務・鉛業務など、特に血液検査のあるもの）においては、現場の状況を確認し、産業医の意見を踏まえ、指導が必要です。貧血症状が業務中の事故を引き起こす可能性がないかという点も重要です。貧血により生じるめまいや体の脱力は事故を引き起こす可能性があります。立作業・高所作業・異常気圧下作業・粉じん作業に従事している従業員には、貧血症状による事故の危険性について指導し、必要時は産業医に相談し作業転換についての配慮も必要となります。

Gさんへの保健指導

婦人科疾患の有無を確認する

　Gさんは今回、子宮頸がん検査は実施しており、問題ありませんが、子宮体がんや子宮筋腫、子宮内膜症などは子宮頸がん検診だけではわからないことも多いため、婦人科疾患の有無を確認する必要があります。月経量が多くても自覚がないこともあるため、「以前と比べて経血量の増加がないか」「昼でも夜用のナプキンを使うことがあるか」などの質問から経血量を把握することも大切です。女性の貧血治療は、婦人科疾患の確認も含め、婦人科受診を推奨します。また、胃がん・大腸がん検診の推奨年齢（40歳以上）にはなっていませんが、消化管出血するような胃・大腸の疾患がないか、検査しておくこともお勧めします。貧血には適切な受診勧奨が重要です。

ヘルスリテラシーを高める働きかけ

　Gさんへは貧血治療の必要性を理解してもらい、さらに貧血を予防するための保健指導を行います。忙しい中、仕事と育児の両立に努めていることをねぎらいながら、将来の妊娠への影響やQOL改善のためにも貧血治療が必要であることを伝えます。

　若い女性の鉄欠乏性貧血の場合、「やせ願望」から偏った食生活を送ったり、無理なダイエットをしている場合があります。若い女性の「やせ」は多くの健康問題のリスクを高め、さらには「次世代の子ども」の生活習慣病のリスクを高めると危惧されています。ダイエットではなくても、偏った食生活をしている場合は、その是正が必要です。

　まずは十分な鉄の摂取ができているか確認が必要です。鉄の必要量は健康な人の場合、男女で異なり、女性は月経の有無や妊娠・授乳期にあるかどうかによっても左右されます（ 表3 ）[2]。厚生労働省の「国民健康・栄養調査」では、男性はおおむね推奨量を満たしているのに対し、女性では不足していることが報告されています。

　鉄には、肉や魚に含まれるヘム鉄と、野菜などに含まれる非ヘム鉄があります。ヘム鉄は非ヘム鉄よりも吸収が良いのですが、非ヘム鉄の吸収率は鉄の栄養状態に伴って変動し、特に鉄栄養状態が低い場合などはヘム鉄の吸収率を上回ります。そのため、どちらの鉄も摂取することが効果的です。動物性蛋白質やビタミンCを一緒にとると吸収しやすくなります。

　また、貧血に関連する大事な栄養素として、葉酸やビタミンB_{12}があります（ 表4 ）[2]。葉酸は造血作用に対しビタミンB_{12}と協調して働き、欠乏すると巨赤芽球性貧血を引き起こします。そのため、鉄と同様に必要な栄養素として必要量摂取しておくことが大切です。葉酸は緑黄色野菜に多く、ビタミンB_{12}は貝類や魚類、レバーなどに多く含まれ

表3 鉄の食事摂取基準（mg/日）

性別	男性				女性					
年齢等	推定平均必要量	推奨量	目安量	耐容上限量	月経なし		月経あり		目安量	耐容上限量
					推定平均必要量	推奨量	推定平均必要量	推奨量		
18〜29（歳）	5.5	7.0	−		5.0	6.0	7.0	10.0	−	
30〜49（歳）	6.0	7.5	−		5.0	6.0	7.5	10.5	−	
50〜64（歳）	6.0	7.0	−		5.0	6.0	7.5	10.5	−	
65〜74（歳）	5.5	7.0	−		5.0	6.0	−	−	−	
75 以上（歳）	5.5	6.5	−		4.5	5.5	−	−	−	
妊婦（付加量）初期 中期・後期					+ 2.0 + 7.0	+ 2.5 + 8.5				
授乳婦（付加量）					+ 1.5	+ 2.0				

（文献 2 より作成）

表4 葉酸の食事摂取基準（μg/日）

性別	男性				女性			
年齢等	推定平均必要量	推奨量	目安量	耐容上限量	推定平均必要量	推奨量	目安量	耐容上限量
18〜29（歳）	200	240	−	900	200	240	−	900
30〜49（歳）	200	240	−	1,000	200	240	−	1,000
50〜64（歳）	200	240	−	1,000	200	240	−	1,000
65〜74（歳）	200	240	−	900	200	240	−	900
75 以上（歳）	200	240	−	900	200	240	−	900
妊婦（付加量）初期 中期・後期					+ 0 + 200	+ 0 + 240		
授乳婦（付加量）					+ 80	+ 100		

妊娠を計画している女性、妊娠の可能性がある女性および妊娠初期の妊婦は、胎児の神経管閉鎖障害のリスク低減のために、通常の食品以外の食品に含まれる葉酸を 400 μg/日摂取することが望まれる

（文献 2 より作成）

ています。

　子育て世代の働く女性では、総菜などの中食を利用している場合もあります。中食を利用する理由として「仕事で忙しく、なるべく簡単に済ませたい」「家事や子育てで忙しく、なるべく簡単に済ませたい」と回答している女性が多く、自炊以外の方法でもバランスよく栄養がとれるようなメニュー選びが必要です。

　さらに、家庭内の食事状況は、子どもの栄養状態にも影響を与えます。小児の鉄欠乏性貧血は、急激な発育による離乳期と思春期が好発年齢ですが、小児の鉄欠乏では発達

障害、学習障害などの精神神経症状が見られることが多く、その後の発達に長期にわた
り影響を及ぼす可能性があります。次世代の健康状態にも影響を与えることを踏まえ、
Gさんのヘルスリテラシーを高める働きかけが大切です。

引用・参考文献

1) 日本鉄バイオサイエンス学会治療指針作成委員会編. 鉄剤の適正使用による貧血治療指針. 改訂第3版. 東京, 響文社, 2015.
2) 逸見幾代ほか. "日本人の食事摂取基準（2025年版）". 基礎から身につく公衆栄養学. 東京, 同文書院, 2024.
3) 保健指導の手引き作成委員会. 労働安全衛生法に基づく保健指導実務マニュアル. 東京, 全国労働衛生団体連合会, 2017.
4) 成田美和子. 貧血の分類と診断の進め方. 日本内科学会雑誌. 104 (7), 2015, 1375-82.
5) 大正製薬ニュースリリース. 弘前大学・京都大学との共同研究で健康ビッグデータから『女性のメンタル不調』に『鉄分不足』が関係していることを確認. 2023年3月8日.
https://www.taisho.co.jp/company/news/2023/20230308001246.html
6) 厚生労働省. 令和5年 国民健康・栄養調査結果の概要. 2024.
https://www.mhlw.go.jp/content/10900000/001338334.pdf
7) 厚生労働省. 働く女性の心とからだの応援サイト.
https://www.bosei-navi.mhlw.go.jp/
8) 由田克士ほか. 食生活改善指導担当者テキスト：栄養指導・健康教育編. 2021.
https://www.mhlw.go.jp/bunya/shakaihosho/iryouseido01/pdf/info03k-04-06.pdf
9) 加藤陽子. 小児と思春期の鉄欠乏性貧血. 日本内科学科雑誌. 99 (6), 2010, 1201-6.

森島 多美子

Memo

第2章 ① 健診結果をどう見る？ ケース別アセスメント

8 高尿酸血症

Case 8 Hさん

- 性別　男性
- 年齢　43歳
- 職業　公務員
- 現病歴　なし
- 既往歴　なし
- 家族歴　なし
- 飲酒習慣　あり
- 喫煙習慣　なし

追加で聴取すべき情報

・健診結果に対する本人の意識
・現在気をつけていること
・家族構成
・仕事内容（座位／体を使う）、仕事時間
・休日の過ごし方、運動の実施状況
・食事の手段（外食／自炊／作ってもらう）、食事時間・内容・量
・菓子・甘味飲料の摂取状況
・飲酒の種類・量、飲み方（晩酌／寝酒）、つまみの摂取状況

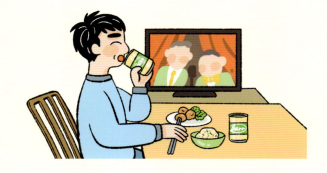

H さんの健診結果

	基準値	2024/8/13	2023/09/20	2022/7/15
身長（cm）		172.1	172.2	173.0
体重（kg）		74.9	73.2	72.1
BMI（kg/m^2）	18.5〜24.9	25.3	24.7	24.1
腹囲（cm）	84.9 以下	92.0	92.5	88.1
収縮期血圧（mmHg）	129 以下	111	117	125
拡張期血圧（mmHg）	84 以下	79	80	80
HDL-C（mg/dL）	40 以上	49	47	50
LDL-C（mg/dL）	60〜119	96	91	96
空腹時中性脂肪（mg/dL）	30〜149	97	140	152
AST（GOT）（U/L）	30 以下	26	22	20
ALT（GPT）（U/L）	30 以下	41	35	32
γ-GT（γ-GTP）（U/L）	50 以下	34	29	37
クレアチニン（mg/dL）	1.00 以下	0.92	0.94	0.82
eGFR（mL/ 分 /1.73m^2）	60.0 以上	71.7	70.5	82.5
尿酸（mg/dL）	2.1〜7.0	8.5	8.0	7.8
尿素窒素（mg/dL）	8〜20	14	13	12
空腹時血糖（mg/dL）	60〜99	103	98	84
HbA1c（NGSP）（%）	5.5 以下	5.2	5.3	5.2
尿蛋白（mg/dL）	（−）	（−）	（−）	（−）
尿糖	（−）	（−）	（−）	（−）

H さんの問診票

現在、たばこを習慣的に吸っていますか	以前は吸っていたが、最近 1 カ月間は吸っていない
20 歳の時の体重から 10kg 以上増加している	はい
1 日 30 分以上の軽く汗をかく運動を週 2 日以上、1 年以上実施	いいえ
日常生活において歩行または同等の身体活動を 1 日 1 時間以上実施	いいえ
人と比較して食べる速度が速い	普通
朝食を抜くことが週に 3 回以上ある	いいえ
就寝前の 2 時間以内に夕食をとることが週に 3 回以上ある	いいえ
朝昼夕の 3 食以外に間食や甘い飲み物を摂取していますか	ときどき
お酒（日本酒、焼酎、ビール、洋酒など）を飲む頻度はどのくらいですか	週 5〜6 日
飲酒日の 1 日当たりの飲酒量	1〜2 合未満
運動や食生活などの生活習慣を改善してみようと思いますか	改善するつもりである（概ね 6 カ月以内）

| ここに着目！ アセスメントのポイント |

　問診票では不足している情報を引き出すことで、周囲に協力者がいるか、精神的・時間的余裕があるか、身体活動量の推測、食環境や食事摂取状況の把握ができます。また、自覚症状や合併症の有無を把握し、『高尿酸血症・痛風の治療ガイドライン』に示されている治療指針のフロー[1] に沿った保健指導を実施します。

注目すべき項目

- BMI 25.3、腹囲 92.0cm（年々体重・腹囲の増加が見られる）
- 尿酸 8.5mg/dL、eGFR 71.7mL/min/1.73㎡、クレアチニン 0.92mg/dL、尿素窒素 14mg/dL
- 血圧 111/79mmHg、空腹時血糖 103mg/dL、尿蛋白（−）
- 20 歳の時の体重から 10kg 以上増加している
- 1 回 30 分以上の軽く汗をかく運動を、週 2 日以上、1 年以上実施していない
- 日常生活において歩行または同等の身体活動を 1 日 1 時間以上実施していない
- 朝昼夕の 3 食以外に間食や甘い飲み物をときどき摂取している
- 飲酒習慣：週 5～6 日、1～2 合未満
- 行動変容ステージ：改善するつもりである（おおむね 6 カ月以内）

面談で聴取した情報

- 痛風関節炎・痛風結節の症状はない。
- ここ数年体重が増えているのは気になっているが、検査データはあまり気にしていない。特に生活面で気を付けていることはない。
- 妻、小学 5 年・中学 2 年の息子の 4 人家族。
- 平日はデスクワークでほとんど動かない。残業は 1 時間／日程度。
- 休日は家内でのんびりしている。運動は何もしていない。
- 朝食はパン食、昼食は仕出し給食、夕食はご飯は食べず、脂っこい料理や肉中心の食事。晩酌はもっぱらビールが好きで、350cc を 2 缶飲むが、休肝日は週 1 日設けている。つまみは夕食のおかずや、じゃこなどの小魚を食べる。菓子は休日にクッキーなどを 4 枚くらい食べる。缶コーヒーを週 2 日職場で飲む。

今、体の中で何が起こっているのか

　年々体重・腹囲が増加しており、肥満があることから、内臓脂肪が蓄積している状態です。内蔵脂肪の蓄積によりインスリンが効きにくく、高インスリン血症となり、空腹

時血糖高値や尿酸の排泄低下による高尿酸血症が起こっていると考えられます。

このまま放っておくと、今後何が起こりうるか

　高尿酸血症の状態が続くと尿酸は結晶化し、痛風関節炎・痛風結節、尿路結石、痛風腎（腎機能障害）といった合併症を引き起こしやすくなります。痛風腎では、細い毛細血管が集まった腎臓が傷つき腎炎を引き起こし、腎機能が低下します。腎不全・人工透析を招く恐れがあり、たいへん危険です。

　Hさんは現在、尿酸値が8.5mg/dLと高値ですが、eGFR、クレアチニン、尿素窒素は正常範囲であり、尿蛋白も陰性ですので、まだ腎機能には影響を及ぼしていないと思われます。今のうちに食事・運動などの生活習慣を見直し、改善すれば、高尿酸血症による合併症の発症を予防できます。今ならまだ間に合うため、今がチャンスです。

Hさんへの保健指導

現在の健診結果をどう感じているかを把握する

　疾病のリスクがあり、危険だと指導者側が感じていても、対象者が自覚症状もなく危機感を持っていない状態では、保健指導は一方通行になり、押し付けになりがちです。そのため、対象者の気持ちを確認し、保健指導を進めることが大切です。

　Hさんの場合、「今回の健診結果を見てどう思ったのか？」を聞いてみます。「年々体重が増えていることは少し気になっているものの、検査データについてはあまり気にしていない」ようですので、まずは「体の中で何が起こっているのか」「このまま放置すると今後どうなってしまうのか」を相手に落とし込むことが大切です。それに加え「今だったらまだ間に合う」ことを強調します。

ヘルス・ビリーフ・モデル理論の活用

　生活習慣を変えたいと思っているけれど、なかなか一歩が踏み出せないという「関心期」の方へは、健康行動をとることのメリット（利益・効果）とデメリット（不利益・困難）とを比較して、メリットがより大きいと感じられたときに行動が起きるという理論（ヘルス・ビリーフ・モデル理論）[2]を使います。対象者に「尿酸って聞いたことがありますか？」「尿酸値が高くなるとどうなるかご存じですか？」などと問いかけて、罹患性や重大性に対する個人の認知について探り、自分の問題だと気づいてもらえるよう、危機感（将来的な疾病や合併症）を伝えます。健康行動をとることが自分にとってメリットが大きいと感じてもらえることが大切です。

産業保健と看護 2025 春季増刊　　115

食事のポイントと伝えるコツ

1）肥満の解消

肥満を解消することが効果的であることを伝え、減量を具体的に明確化していきます。体重を3～5%減量すると、生活習慣病項目の検査データが改善される[3]と言われています。Hさんの場合には、3%減量だと現体重74.9kg × 0.03 ≒ 2.2kgとなり、体重を2kg減らすことになります。脂肪1kgが約7,000kcalですので、例えば3カ月で2kg減らそうとする場合には、14,000kcal ÷ 90日 ≒ 155kcalとなり、1日当たり約160kcalを食事や運動で減らす必要があります。市販品には栄養成分表示がなされ、エネルギー量が確認できるため、栄養成分表示を見る習慣をつけることも勧めます。

2）プリン体の摂取量を減らす

プリン体は尿酸のもとになる物質で、食事から摂取されるものと、肝臓で合成されるものとがあります。プリン体の1日摂取量は400mg程度が推奨されています。1日400mg程度にするポイントは、プリン体を多く含む食品の摂取頻度および量を少なくすることが大切です（表1）[4]。肉や魚にはプリン体が中程度～多く含まれるため、1食当たりの肉または魚を使った主菜は「手のひらサイズ」を目安にし、重ならないようにアドバイスします。

減量目的や飲酒される方の中には、ご飯を食べずに肉や魚などのおかずやつまみを多く食べる方が見られます。主菜量が多くなると、プリン体だけでなく脂質や塩分のとり過ぎにもつながり、腎臓に一層負担をかけてしまうことを伝えます。調理方法では、プリン体は水に溶けるため、ゆでこぼすのがお勧めです。煮汁にはプリン体が溶け出していますので注意が必要です。

表1 食品中のプリン体含有量（100g当たり）

極めて多い（300mg～）	鶏レバー、干物（マイワシ）、白子（イサキ、ふぐ、たら）、あんこう（肝酒蒸し）、太刀魚、健康食品（DNA/RNA、ビール酵母、クロレラ、スピルリナ、ローヤルゼリー）など
多い（200～300mg）	豚レバー、牛レバー、カツオ、マイワシ、大正エビ、オキアミ、干物（マアジ、サンマ）など
中程度（100～200mg）	肉（豚・牛・鶏）類の多くの部位や魚類など ほうれん草（芽）、ブロッコリースプラウト
少ない（50～100mg）	肉類の一部（豚・牛・羊）、魚類の一部、加工肉類など ほうれん草（葉）、カリフラワー
極めて少ない（～50mg）	野菜類全般、米などの穀類、卵（鶏・うずら）、乳製品、豆類、きのこ類、豆腐、加工食品など

（文献4より転載）

3）尿酸を下げる食品を摂取する

尿が酸性に傾くと尿酸の排泄が低下するため、野菜や海藻などアルカリ性食品を毎食生野菜なら「両手山盛り1杯分」、火を通した野菜なら「片手山盛り1杯分」を目安にとることを勧めます。「〇gとりましょう」ではわかりづらく、長続きしないため、「手のひらサイズ」などイメージしやすく、実践に結び付きやすい表現をしましょう。

また、尿量を増やし尿酸の排泄を促すよう、1日2Lを目安に水分を補給することを勧めます。ただし、果糖は体内でのプリン体の分解を亢進し尿酸値を上げるため、清涼飲料水や果汁飲料、炭酸飲料などの甘味飲料を飲んでいる場合には、お茶などの無糖飲料に替えることを提案します。

4）飲酒は「頻度・種類・量・時間」を正確に把握する

アルコールは肝臓でプリン体の分解を亢進し、尿酸を上昇させます。また、アルコールが肝臓で分解される際に生じる乳酸は腎臓での尿酸の排泄を低下させてしまうため、週何日、いつ何をどのくらい飲んでいるのかを正確に聞き取り、適量飲酒（日本酒換算で1合以内／日と週2日休酒日を設ける）を提案します。アルコール飲料にはプリン体が含まれているため、プリン体含有量が多いビールや発泡酒を飲んでいる場合には、プリン体が含まれていない焼酎やプリン体がカットされている発泡酒への代替え提案も合わせて行います。

5）運動のポイント

短時間の激しい運動や筋肉トレーニングは、尿酸生産亢進と乳酸生産増加による尿酸排泄低下を来し、尿酸値の上昇や痛風症状を引き起こすため不向きであり、歩くなどの有酸素運動が適しています。ガイドラインでは、脈が少し速くなる程度の有酸素運動10分以上を合計1日30分以上、または60分程度行うことが適しているとされています。対象者の仕事や家庭環境、休日の過ごし方など、ライフスタイルや運動への意思を確認した上で、何だったらできそうかを一緒に考えます。

Hさんは運動にあまり意欲的でないため、まずは歩数計を付けて現在の自身の身体活動量に気づいてもらい、現状よりもプラス1,000歩（≒10分）歩くことを勧めてみます。また、一日の生活の中で隙間時間を見つけて、朝10分、昼休みに10分歩くなどの「細切れ運動」を提案してみるのもよいでしょう。体を動かすことで「気持ちがよい」「気分転換になる」などのプラスの感情が生まれると、習慣化へとつながります。

6）目標は具体的に設定する

目標はより具体的にすることが効果的です。例えば「食事量を減らす」では曖昧で、実行に結び付きません。「5w1h」を用いて具体化していきます。また、目標設定にあたっては対象者が自ら決定できるよう支援していきます。

Hさんは、飲酒はやめられないが酒の種類やつまみの種類は変えられるということで

したので、「プリン体をカットした発泡酒を選ぶ」「つまみは肉料理や小魚は減らし、豆腐や野菜料理にする」を目標にします。目標は宣言書などに自己記載してもらうのも効果的です。また、現時点で実行できる自信度は何パーセントなのか数値化してもらい、70パーセント未満の場合には対象者と目標の修正を検討しましょう。

　最後には指導者から「あなたならやれますよ、応援しています」と声をかけ励まします。小さな成功体験の積み重ねで自己効力感を高めることが大切です。

引用・参考文献

1) 日本痛風・核酸代謝学会ガイドライン改訂委員会. "C 治療 3 高尿酸血症". 2019 年改訂 高尿酸血症・痛風の治療ガイドライン. 第 3 版. 東京, 診断と治療社, 2019, 116.
https://minds.jcqhc.or.jp/summary/c00476/
2) 津下一代. "「やるぞ！を引き出す動機づけ法". 図解 相手の心に届く保健指導のコツ：行動変容につながる生活習慣改善支援 10 のポイント. 東京, 東京法規出版, 2007, 78-85.
3) 厚生労働省. 健康的な体づくりのための生活習慣見直しノート（男性編）. 2023.
https://e-kennet.mhlw.go.jp/tools_bmi/
4) 日本痛風・核酸代謝学会ガイドライン作成委員会. "C 治療 11 生活指導". 前掲書 1. 142.
5) 日本痛風・核酸代謝学会ガイドライン作成委員会. "第 3 章 高尿酸血症・痛風の診療マニュアル". 前掲書 1. 72-6.
6) 日本痛風・核酸代謝学会ガイドライン作成委員会. "第 3 章 高尿酸血症・痛風の診療マニュアル". 前掲書 1. 114-6.
7) 日本痛風・核酸代謝学会ガイドライン作成委員会. "第 3 章 高尿酸血症・痛風の診療マニュアル". 前掲書 1. 141-3.
8) 坂根直樹. "課題解決のキーワードと理論". 保健指導・栄養指導に役立つ キーワードと理論で磨く伝える力. 東京, 中央法規, 2023, 39.
9) 坂根直樹. "運動指導に役立つキーワードと理論". 前掲書 8. 147.

土屋 易寿美

Memo

第 2 章 ▶ ① 健診結果をどう見る？ケース別アセスメント

▶ ⑨ CKD／糖尿病関連腎臓病（DKD）

Case 9 Iさん

- **性別** 男性
- **年齢** 60代
- **職業** タクシー運転手
- **家族構成** 妻
- **既往歴** 200X年糖尿病、201X年糖尿病性腎症
- **仕事の状況** 6時から深夜まで、週3回
- **食事の状況** 食事時間や回数はバラバラ。外食が多く、間食あり。食事管理に対して調理者である妻が協力的だが、休日にドカ食いしてしまう傾向がある。
- **運動習慣** なし、仕事柄座位姿勢が多い
- **飲酒** 飲まない
- **喫煙** あり、10本／日程度

本人の意識／自覚症状

　職業柄、生活が不規則となっており、食事時間もバラバラで管理が難しいと感じている。しかし、生活のため現在の仕事は続ける必要がある。仕事を継続しながら生活習慣の見直しをしていきたいと考えている。腎臓の機能が徐々に悪くなっているため、このままだと近い将来透析になってしまうと自覚している。

　今後、生活習慣の見直しや診療を継続しても腎機能が維持できなくなった場合の腎代替療法については血液透析を考えている。しかし、家族は腎移植も視野に入れたほうがいいと考えており、家族内での話し合いも必要。

　自覚症状として、めまい、腰痛、倦怠感、高血圧、浮腫がある。近医に約10年前から通院を継続し、定期受診はできていた。

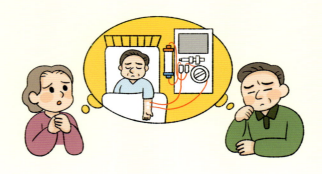

Iさんの健診結果

	2021/11/X	2022/9/X	2024/3/X	2024/12/X
身長（cm）			181	
体重（kg）			98	87.5
総蛋白（g/dL）	6.4	6.3	6.6	6.0
アルブミン（g/dL）	3.5	3.5	3.7	3.3
尿酸（UA）（mg/dL）	7.2	7.1	7.9	7.7
尿素窒素（BUN）（mg/dL）	22.3	28.7	49.0	49.0
クレアチニン（mg/dL）	2.55	3.25	5.86	5.10
eGFR（mL/分/1.73m^2）			9.2	10.5
Na（mEq/L）	144	144	142	141
K（mEq/L）	4.2	4.7	5.6	5.6
IP（ムキリン）（mg/dL）				4.4
血糖（mg/dL）	123	99	128	126
HbA1c（NGSP）（%）			6.7	5.5
Hgb（g/dL）	13.9	13.2	11.6	12.2
尿蛋白定性			（＋＋）	（＋＋＋）
尿潜血（mg/dL）			（－）	（－）
尿蛋白量（mg/dL）			350	102
微量Alb定量（mg/L）				611.6

Iさんの問診票

質問項目	回答
基本情報	
1　腎障害による症状	自覚症状はなし　クレアチニン上昇
2　既往歴	糖尿病
3　腎臓病について調べたこと	減塩食について
4　CKD教育入院	初回
生活スタイル	
1　職業	タクシー運転手
2　運動習慣	ほとんどなし
食事について	
1　食事回数	2回
2　食事時間	朝6時半　昼14時　夕ほぼなし
3　栄養相談歴	なし
4　外食の頻度	仕事の関係で頻回
5　間食	あり
6　食事で気をつけていること	減塩
7　1日の飲水量	800mL/日程度
薬について	
1　薬の管理をしている人	妻
2　薬は飲めていたか	飲めていた
3　薬の自己調整の有無	なし
4　サプリメントや市販薬の利用	なし

> **ここに着目！ アセスメントのポイント**

CKD の定義と診断

　慢性腎臓病（CKD）は、腎機能障害が高度に進行するまでは自覚症状に乏しい疾患です。そのため、定期的な健診と生活習慣の見直しをすること、適切な時期に専門医へ受診し治療を開始することが重要となります。CKD の定義と診断は以下の通りです[1]。

①尿異常、画像診断、血液検査、病理診断で腎障害の存在が明らか

　特に 0.15g/gCr 以上の蛋白尿（30mg/gCr 以上のアルブミン尿）の存在が重要

②糸球体濾過量（GFR）＜ 60mL/ 分 /1.73m^2

①②のいずれか、または両方が 3 カ月を超えて持続することで診断する

注目すべき項目と専門医紹介のタイミング

　I さんの疾患「糖尿病関連腎臓病（DKD）」に当てはめて考えていきます。I さんの健診結果の項目は、CKD 患者で主に注目すべき項目を示しています。2024 年 3 月（薄い網掛け部分）が、I さんが腎臓専門医を初めて受診したときのデータです。eGFR（推算糸球体濾過）値が 9.2mL/分/1.73m^2、尿蛋白定性 3 ＋という数値が出ています。CKD 重症度分類（ **表 1** ）[2] に当てはめると、I さんの腎臓専門医受診時の CKD ステージは「G5・A3」に当てはまります。表 1 の赤色部分は腎臓専門医へ紹介となります。まずは担当する患者の採血と検尿結果などから、生活指導・食事指導で診療が継続できるのか、もしくは腎臓専門医への紹介が必要であるかを確認してみてください。

　I さんが紹介受診をされたときの状態は、HbA1c 6.7％、空腹時血糖値 128mg/dL、尿蛋白定性 3 ＋、eGFR 値 9.2 と、残腎機能が低下している状態です。クレアチニン（腎臓の糸球体で濾過され、尿として体外に排出されるべき老廃物）の値も 2021 年 11 月の 2.55mg/dL から、2024 年 3 月には 5.86mg/dL へ徐々に上昇しています。年齢や患者の状態によっても異なりますが、CKD ステージ G4 となった時点で、腎代替療法（血液透析、腹膜透析、腎移植）についての情報提供が必要となり、クレアチニン値はおおむね 8.0mg/dL 以上、CKD ステージでは G5 になったら透析の導入時期を考えていきます。

　I さんは、ステージからもわかるように、専門医紹介の時点で腎代替療法の選択が必要であり、生活習慣の見直しが急務な状態でした。受診後は「CKD 教育入院」を行い、退院後は「CKD 看護外来」で聞き取りや継続的なフォローをしていくことになりました。腎代替療法についても患者、家族とともに考え、意思決定支援につなげていきます。

　CKD 患者を早期発見、早期治療するためには、定期的な健診と CKD 患者の受診を促進することが重要です。I さんのような DKD 患者は、適切な血糖管理が糖尿病自体

表1 CKD 重症度分類と紹介基準

かかりつけ医から腎臓専門医・専門医療機関への紹介基準

原疾患	蛋白尿区分		A1	A2	A3
糖尿病関連腎臓病	尿アルブミン定量（mg/ 日）尿アルブミン /Cr 比（mg/gCr）		正常	微量アルブミン尿	顕性アルブミン尿
			30 未満	30〜299	300 以上
高血圧性腎硬化症腎炎多発性嚢胞腎その他	尿蛋白定量（g/ 日）尿蛋白 /Cr 比（g/gCr）		正常（−）	軽度蛋白尿（±）	高度蛋白尿（＋〜）
			0.15 未満	0.15〜0.49	0.50 以上
GFR 区分（mL/ 分 /1.73m²）	G1	正常または高値 ≧ 90		血尿＋なら紹介，蛋白尿のみならば生活指導・診療継続	紹介
	G2	正常または軽度低下 60〜89		血尿＋なら紹介，蛋白尿のみならば生活指導・診療継続	紹介
	G3a	軽度〜中等度低下 45〜59	40 歳未満は紹介，40 歳以上は生活指導・診療継続	紹介	紹介
	G3b	中等度〜高度低下 30〜44	紹介	紹介	紹介
	G4	高度低下 15〜29	紹介	紹介	紹介
	G5	高度低下〜末期腎不全 ＜ 15	紹介	紹介	紹介

上記以外に、3 カ月以内に 30％以上の腎機能の悪化を認める場合は速やかに紹介。上記基準ならびに地域の状況等を考慮し、かかりつけ医が紹介を判断し、かかりつけ医と腎臓専門医・専門医療機関で逆紹介や併診等の受診形態を検討する。

腎臓専門医・専門医療機関への紹介目的（原疾患を問わない）

1）血尿、蛋白尿、腎機能低下の原因精査
2）進展抑制目的の治療強化（治療抵抗性の蛋白尿（顕性アルブミン尿）、腎機能低下、高血圧に対する治療の見直し、二次性高血圧の鑑別など）
3）保存期腎不全の管理，腎代替療法の導入

原疾患に糖尿病（DM）がある場合

1）腎臓内科医・専門医療機関の紹介基準に当てはまる場合で、原疾患に DM がある場合にはさらに糖尿病専門医・専門医療機関への紹介を考慮する
2）それ以外でも以下の場合には糖尿病専門医・専門医療機関への紹介を考慮する
　① DM 治療方針の決定に専門的知識（3 カ月以上の治療でも HbA1c の目標値に達しない、薬剤選択、食事運動療法指導など）を要する場合
　② DM 合併症（網膜症、神経障害、冠動脈疾患、脳血管疾患、末梢動脈疾患など）発症のハイリスク患者（血糖・血圧・脂質・体重等の難治例）である場合
　③上記 DM 合併症を発症している場合

（作成：日本腎臓学会、監修：日本医師会）
（文献 2 より転載）

の合併症を軽減させ、アルブミン尿の悪化を抑制することにより腎機能の悪化を予防することにつながります。腎機能が低下すると腎でのインスリン分解が低下するので、低血糖への注意も必要です。

> **Iさんへの保健指導**

　CKD管理の目的は、CKDの早期発見、適切な治療により末期腎不全に至ることを阻止、あるいはその時期を遅らせること、またそれにより重症化を予防し、QOL維持向上を図ることにあります。そのため、生活管理がとても重要となります。生活管理には、主に血圧・体重測定、服薬管理、禁煙、適度な飲酒量、水分摂取、感染予防、運動療法が挙げられます。まずは患者の病気に対する受け止め方を丁寧に聴き、患者を理解することが大切です。

多職種による介入とそれぞれの役割

　Iさんは教育入院を経て、外来通院時に医師、看護師、薬剤師、管理栄養士と多職種介入することによりさまざまな行動変容が見られ、腎機能の数値も安定してきました。看護師は家族背景、生活習慣、病気に対する思いなど、丁寧に情報収集を行います。特に腎臓の機能が悪化した場合は、透析療法や腎移植などの選択をする必要があります。そこには保存的腎臓療法（CKM）という、「透析をしない」という選択肢も含まれます。医療者は、患者の暮らしや人生に関心を寄せ、共同意思決定（SDM）のプロセスによって患者の治療法と暮らしとを結び付けて支援することが大切です。

　Iさんの場合は、紹介受診後に主治医から「CKD教育入院」を勧められ、「自分のためだから」と快諾してくれました。CKD教育入院の目的は、腎臓病の悪化阻止のために薬物療法、食事療法、生活習慣などを見直し、行動変容につなげることです。特に食事療法については、体験や実践を重要視しています。塩分制限においても、実際に食べてみて、舌で塩味を覚えることが重要です。Iさんも実際に塩分・蛋白制限の腎臓病食を体験し、塩分制限については妻の協力により取り組んでいましたが、食事量が多かったということに気づかれました。職業がタクシー運転手ということもあり、外食が多く、食事時間もとても不規則でした。CKD教育入院で、本人・妻ともに管理栄養士から食事時間や外食時の食事のポイント、コンビニ食の選び方などの指導を受け、外来においても実践できているか、継続して介入します。食事療法については、CKDステージにより、蛋白質制限やカリウム制限が異なります（表2）[3]。薬物療法については薬剤師が介入し、糖尿病薬の注意点や薬剤内容変更などの説明が行われました。

看護師による保健指導の実際

1）血圧管理

　CKDにおける血圧の管理は、CKDの進行抑制および心血管疾患（CVD）発症や死亡リスク軽減のために重要であると言われています[4]。家庭血圧は血圧管理において有

表2 CKD ステージによる食事療法基準

ステージ （GFR）	エネルギー （kcal/kgBW/ 日）	蛋白質 （g/kgBW/ 日）	食塩 （g/ 日）	カリウム （mg/ 日）
ステージ G1 （GFR ≧ 90）	25〜35	過剰な摂取をしない	< 6.0	制限なし
ステージ G2 （GFR 60〜89）		過剰な摂取をしない		制限なし
ステージ G3a （GFR 45〜59）		0.8〜1.0		制限なし
ステージ G3b （GFR 30〜44）		0.6〜0.8		≦ 2,000
ステージ G4 （GFR 15〜29）		0.6〜0.8		≦ 1,500
ステージ G5 （GFR < 15）		0.6〜0.8		≦ 1,500

注）エネルギーや栄養素は、適正な量を設定するために、合併する疾患（糖尿病、肥満など）のガイドラインなどを参照して病態に応じて調整する。性別、年齢、身体活動度などにより異なる。
注）体重は基本的に標準体重（BMI＝22）を用いる。（慢性腎臓病に対する食事療法基準 2014 年版一部改変）
（文献 3 より転載）

用であるため、正しい家庭血圧の測定方法について丁寧に説明します。

　Ｉさんは仕事が不規則でしたが、毎日ほぼ一定の時間に血圧測定を実施し、管理手帳への記載もできていました。毎日の測定・記録により、患者は自己の状態や症状に意識を向け体調の変化を把握でき、体への関心が高まります。また、医療者は治療やケアの方針が検討できます。「習慣となっていてすばらしいですね」と継続していることを承認し、ともに振り返ることでモチベーションの維持向上につなげていきます。

2）体重管理

　CKD 患者にとって体重を測定することは、体液貯留、栄養障害のスクリーニング、食事療法の遵守状況、生活習慣病の診断において有用な指標となります[4]。また、肥満は腎機能低下の要因の一つとされているため、患者自身が自分の標準体重を知ることは大切です。正しい体重測定の方法について説明をした上で、Ｉさんの標準体重を示しました。

　Ｉさんの場合、紹介時の身長は 181cm、体重は 98kg でした。標準体重は 1.8（m）× 1.8（m）× 22（BMI）= 72.0kg となり、標準体重との差は 26kg にも上ります。Ｉさんにこの値を示した上で、まずは 1 カ月に 1kg の減量を目指して減量に取り組むことにしました。血圧測定と同様に、毎日の体重を記録してもらいました。日々のモニタリングと食事療法により、9 カ月間で－10.5kg の減量に成功しています。

　CKD 患者の体重増加時は、体液貯留による体重増加なのか、摂取カロリー過剰による体重増加なのかを分けて考えます。体液貯留が原因であれば、カロリー制限ではなく

食塩摂取量の見直しが大切です。

3）服薬管理

Ｉさんは、タクシー運転手という職業柄、仕事中である夕方にときどき内服忘れがありました。しかし、外来受診時に医療者が声かけを行うことで服薬への意識が高まり、徐々に内服忘れがなくなりました。服薬を継続できない場合は、その理由を確認し、改善点を検討していきます。

4）禁煙支援

CKD進行やCVD発症および死亡リスクを抑制するため、CKD患者には禁煙が推奨されています[4]。Ｉさんは1日10本程度の喫煙がありましたが、現在は1日6本程度と、少し本数を減らすことができました。禁煙には至っていませんが、まずは本数を減らせていることの結果を承認し、次への頑張りにつなげていきます。

5）水分摂取

CKD患者においては、個々の状態に合わせて、低ナトリウム血症および高ナトリウム血症や脱水とならないために、適切な水分量の管理が推奨されます[5]。患者それぞれの尿排泄量によっても異なるため、目安はありません。Ｉさんの場合、仕事中は飲水を制限し、トイレの回数を極端に減らすようにしていました。飲水制限による脱水状態は、腎血流量の低下から腎機能悪化につながります。Ｉさんの場合は尿量1,500mL以上を目安に水分摂取をするように目標を立てました。仕事中にこまめな水分摂取ができない場合も、1日を通して水分摂取ができるような声かけをしました。季節にもよりますが、現在は1,500〜2,000mLの水分摂取ができています。

6）感染予防

CKD患者が感染症を併発すると、これに伴う病態や治療に用いる薬剤により腎機能の急速な悪化、すなわち急性腎障害（AKI）を生じることがあり、腎機能障害進行のリスク因子となると言われています[4]。一般人と同様、「標準予防策」である手洗いとマスクの着用、各種ワクチンの予防接種が大切です。

7）運動療法

CKD患者に過度な安静は不要であると言われています。適度な運動はQOLの維持・向上に必要です。Ｉさんはもともと運動はしていませんでしたが、休日を利用してウォーキングを始めました。糖尿病患者は運動療法による低血糖への注意も必要です。低血糖を起こしやすい薬剤について把握し、対処方法について説明しました。また、糖尿病神経障害がある場合は足病変にも注意が必要です。

教育入院や看護外来を通して関わりを続け、Ｉさんにはさまざまな行動変容が見られました。Ｉさんが妻とともに現在の病状と真摯に向き合い、努力を重ねたことで、現在

腎機能の悪化を予防できています。一度の関わりでは成し得ないことであり、ともに考え、小さな目標を立てながら、現在も支援を継続しています。CKDに「治癒」はありません。そのため長期的な支援が必要となります。今後、腎代替療法の選択が必要となった場合においても、適切な情報提供とIさんの生活や価値観に合った選択ができるよう意思決定支援を継続していきます。

引用・参考文献
1) 日本腎臓学会. "1 CKD 診断と意義 2.CKD の定義・診断・重症度分類". CKD 診療ガイド 2024. 東京, 東京医学社, 2024, 6.
2) 日本腎臓学会 "1 CKD 診断と意義 5.CKD 患者をかかりつけ医, 専門医に紹介するタイミング". 前掲書 1. 19.
3) 日本腎臓学会 "8 栄養 成人 CKD 患者への栄養管理". 前掲書 1. 56.
4) 日本腎臓病協会監修. 日本腎臓学会ほか編. "chapter15 慢性腎臓病（CKD）管理の工夫 ③セルフマネジメント支援". 腎臓病療養指導士のための CKD 指導ガイドブック. 東京, 東京医学社, 2021. 182-90.
5) 日本腎臓病協会監修. 日本腎臓学会ほか編. "chapter7 慢性腎臓病（CKD）の原疾患と管理総論 ②生活管理". 前掲書 4. 49.

松信 和奈

第2章 ① 健診結果をどう見る？ ケース別アセスメント

▶10 低体重

Case 10 Jさん

年齢 33歳

性別 女性

仕事の状況 会社員（事務職、デスクワーク）。日勤業務で、超過勤務はほとんどなく17時定時で仕事が終わる。5歳と3歳の子どもがいるため、終業後は保育園にお迎えに行ってから帰宅。

家族構成 夫と家族4人暮らし。3人目の子どもを妊活中

追加で聴取すべき情報
・既往歴・現病歴
・食事の状況
・運動の状況
・本人の意識

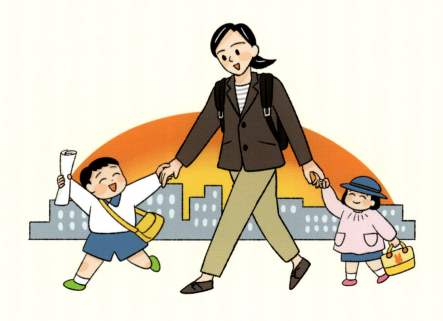

Jさんの健診結果

	基準値	2024/12/18	2023/2/18	2022/12/7
身長（cm）		164.7	164.1	164.3
体重（kg）		41.9	42.6	43.1
BMI（kg/m²）	18.5〜24.9	15.4	15.8	15.9
腹囲（cm）	84.9 以下	67.4	64.2	62.5
収縮期血圧（mmHg）	129 以下	120	127	110
拡張期血圧（mmHg）	84 以下	84	84	80
AST（GOT）（U/L）	30 以下	19	21	31
ALT（GPT）（U/L）	30 以下	16	16	26
γ-GT（γ-GTP）（U/L）	50 以下	24	20	27
HDL-C（mg/dL）	40 以上	70	62	72
LDL-C（mg/dL）	60〜119	103	94	97
non-HDL-C（mg/dL）	90〜149	116	115	115
中性脂肪（mg/dL）	30〜149	62	37	41
空腹時血糖（mg/dL）	60〜99	104	99	102
HbA1c（NGSP）（%）	5.5 以下	6.0	5.9	6.1
尿蛋白（mg/dL）	（−）	（−）	（−）	（−）
尿糖	（−）	（−）	（−）	（−）

Jさんの問診表

20 歳の時の体重から 10kg 以上増加している	いいえ
1 回 30 分以上の軽く汗をかく運動を週 2 日以上、1 年以上実施	いいえ
日常生活において歩行または同等の身体活動を 1 日 1 時間以上実施	いいえ
ほぼ同じ年齢の同性と比較して歩く速度が速い	いいえ
人と比較して食べる速度が速い	遅い
就寝前の 2 時間以内に夕食をとることが週に 3 回以上ありますか？	いいえ
朝昼夕の 3 食以外に間食や甘い飲み物を摂取していますか	毎日
朝食を抜くことが週に 3 回以上ある	いいえ
お酒（清酒、焼酎、ビール、洋酒など）を飲む頻度はどのくらいですか	飲まない
睡眠で休養が十分とれていますか	いいえ
運動や食生活などの生活習慣を改善してみようと思いますか	改善するつもりである（概ね 6 カ月以内）

> ここに着目！ アセスメントのポイント

面談で聴取した情報

既往歴・現病歴：特になし

家族歴：なし

食習慣：朝食は子どもにはしっかりご飯を食べさせるが、自分は菓子パンやおにぎりなど、簡単に済ませられる炭水化物だけのことが多い。昼食は手作りのお弁当を持参している。夕食は子ども中心のおかずになり、自分は残り物で簡単に済ませることが多い。足りないときはお菓子を食べてお腹を満たすこともある。間食は、職場で昼休みにお菓子を分けてもらうことがある。小腹がすくと仕事中に飴やチョコをつまんだり、ジュースを飲む。

運動習慣：今は運動習慣はなく、休みの日に子どもと公園で遊ぶ程度。出産前はスポーツジムに週2～3回通っていた。

本人の意識：2人目の妊娠時に妊娠糖尿病と診断されたため、糖尿病について不安があり、食事を制限しなければいけないという思いが強い。運動はしなければいけないと思っているが、今は仕事と家事に追われていて、自分の運動のための時間が作れない。若い頃から体重は大きく変わっていないので、今すぐに生活習慣を変えなくてもいいかなという思いもあり、生活習慣の改善について積極的でない（関心期）。

注目すべき項目

　毎年体重が少しずつ減ってきており、低体重です。また、空腹時血糖104mg/dL、HbA1c 6.0%と、耐糖能異常が見られ始めています。面談で聴取した情報から、2人目の妊娠時に妊娠糖尿病と診断されたこと、本人に糖尿病に対する不安があることは見逃せない点です。

今、体の中で何が起こっているのか

　JさんのBMIは15で、日本肥満学会の判定基準では「低体重」となります（ 表1 ）。朝食が炭水化物だけになっていたり、足りないエネルギーをお菓子類などで補っている状況のため、栄養バランスが乱れてしまっています。蛋白質を積極的に摂取し、筋肉量を増やしていくことが必要です。

このまま放っておくと、今後何が起こりうるか

　Jさんは3人目の子どもを妊活中ですが、やせは月経異常や不妊につながり、低出生

表1 BMI の求め方（日本肥満学会の判定基準）

BMI＝体重 kg ÷（身長 m^2）

BMI 値	判　定
18.5 未満	低体重（やせ型）
18.5〜25 未満	普通体重
25〜30 未満	肥満（1 度）
30〜35 未満	肥満（2 度）
35〜40 未満	肥満（3 度）
40 以上	肥満（4 度）

体重児の出産も懸念されます。低出生体重児は将来、生活習慣病のリスクが高くなることがわかっています。本人が心配しているように、糖尿病へと進行する可能性があります。

さらに情報をとるべきポイント

やせの原因疾患として、がん、甲状腺機能亢進症などの内分泌疾患のほか、消化器疾患、糖尿病、アルコール依存症や精神疾患などが見られることもあります。うつ病や高ストレス状態などで食欲低下を来している場合や、口腔疾患（歯周病、咀嚼能の低下）などの可能性もあるため、各診療科につなげていくこともあります。上記が除外されたら、生活習慣や生活背景について確認し、問題点を探していきます。

低体重に伴って生じる問題

低体重は年代や性別によってその背景や問題点が大きく異なります。年代別に比較的よく見られるやせに対するアセスメントのポイントを述べます。

1）若年女性

日本では 10〜30 代の若い世代の女性のやせの割合が高くなっています。若い女性の中では「標準体重」ではぽっちゃりしていると感じてしまい、「シンデレラ体重」と言われる、BMI が 18 になる体重を目指す方が少なくありません。見た目的にはかなり細く、やせすぎている印象ですが、メディアやマスコミで流される「やせた女性の体型イメージ」を目指し、過剰なダイエットをする人が多いことが挙げられます。

働く女性の場合には、残業などによって食事が不規則になり、栄養不足につながることも多いのではないかとも考えられています。やせは貧血、月経異常や不妊、サルコペニア、骨粗鬆症などのリスクを高めることを説明し、最低でも BMI 20 を保つことが健康上有用なことを知らせます[1]。若年女性の「やせ過ぎ」においては、以下の問題が考えられます。

①やせの若年女性は耐糖能異常の割合が高い

　やせていて耐糖能異常に該当する女性は、糖を取り込む組織である筋肉が少なく、肥満者の特徴であるインスリン抵抗性（血糖値を下げるホルモンであるインスリンの作用が低下した状態）が見られることがあります。耐糖能異常を持つ人の中には体力レベルが低く、糖質の摂取が少ない一方で、脂質の摂取が多い特徴があると言われています。外見上はやせていても、糖尿病のリスクとして現れる可能性があります。

②月経異常

　若い女性のやせ過ぎの健康障害として、月経異常も挙げられます。過剰な食事制限のために月経が乱れたり、無月経になることがあります。無月経になるとは、卵巣から女性ホルモンが正常に分泌されなくなり、若くして閉経期（更年期）と同じ状態になるため、将来の妊孕性低下につながり、子どもを産めなくなる可能性が高くなります。

③次世代（子ども）の健康への悪影響

　女性が「やせ＝低栄養」状態で妊娠した場合、2,500g 未満の低出生体重児の出産につながることがあります。日本では 2,500g 未満で生まれる低出生体重児が増加傾向にあり、現在はおよそ 10 人に 1 人の割合に達しています[2]。低出生体重児は糖尿病や高血圧などの生活習慣病のリスクが高くなるということがわかっています。将来生まれてくる子どもの健康のためにも、妊娠前の適正体重の維持が重要となります。

2）中高年期

　40 代以上の女性においても、やせ願望が強まっていることに注意が必要です。やせているのに「やせたい」という願望を持つケースが多くみられます。また、生活習慣病予防や改善のためにエネルギー制限を指導され、体重を減量すれば評価されることから、行き過ぎた食事制限を行って低栄養状態になっている人も少なくありません。「やせ」は危険であることを説明し、栄養バランスの良い食事をして適正体重を維持するよう指導します。

　また、50 歳前後の閉経を迎える時期になると、女性ホルモンであるエストロゲンは急激に低下します。エストロゲンは骨の健康を維持するための重要な役割を担っています。若い時は、栄養不足、月経不順、運動不足などがあっても骨密度の低下に気づきにくいですが、中高年期になると、骨密度の低下が著しく現れてきますので、中高年期のやせている女性に対しては骨粗鬆症予防についても注目していくことが大切です。

3）高齢女性

　高齢者がやせる原因は「食べる量が少ない」「食べる力が衰えている」ことにより、必要な食事量がとれていないことや、食事の準備が面倒なため画一的で必要な栄養がとれない、歯数や咀嚼力の低下、うつ傾向、配偶者喪失による食環境の変化などが考えられます[3]。高齢期のやせはフレイル状態につながることを説明し、早期に栄養状態の改

善や運動を行うなど、適切な介入を行う必要があります。骨粗鬆症のリスクとしても、必要に応じて地域包括支援センターなどへの相談を勧めることも大切です。

Jさんへの保健指導

　まずは「やせ」がもたらすリスクについて正しい情報を伝えます。一般的にBMIの高い肥満に目が向けられがちですが、「やせ」はさまざまな健康障害につながることを説明し、適正体重を保てるよう、食事や運動などの生活様式について指導していく必要があります。

　Jさんの行動変容ステージは「関心期」です。2人目の子どもを妊娠していたときに妊娠糖尿病になり、糖尿病になってしまうことを恐れています。3人目の子どもも希望しているため、次の妊娠時には気をつけなければいけない思いもあります。しかし現実では子育てで忙しいことや、体型がやせ型であることから、「まだ大丈夫だろう」という気持ちもあり、なかなか行動変容にまで結びついていない状況です。Jさんには低体重のさまざまなリスクを理解していただき、「それなら私にもできる」という自己効力感を高めてもらえるような具体的なアドバイスや情報提供をして、Jさん自身が健康的に体重を増やしていくことが大切であることを理解できるよう関わっていきます。

やせていることに対する思いの確認

　日本は先進国の中でやせた女性の割合が最も高いと言われています[4]。若年女性だけでなく、中高年女性の「大人のやせすぎ」も増えてきています。肥満が健康にとってよくないことは知られていますが、やせすぎも大きなリスクになっていることは忘れられがちです。女性がやせたがる背景には、シンデレラ体重など誤った情報により「やせているほうが良い」という価値観が普及していたり、誤った美意識により氾濫したさまざまなダイエット方法などが影響していると考えられます。

　Jさんは若い頃からずっとやせ型であるようですが、やせていることに対しての本人の思いを確認し、誤った知識については訂正していく必要があります。栄養指導、運動指導だけではなく、ご自身の体型に対する考え方を確認し、ヘルスリテラシーを高めること、正しい知識を伝えることを意識しながら関わっていきます。

妊活について

　Jさんは現在、2人の子育てと3人目のお子様の妊活を一番大切に考えています。それを除外した保健指導を行っても、Jさんの心には響きません。Jさんが一番大切にしていることを尊重しながら保健指導を進めていきます。

一般的にやせ過ぎの状態が続くと月経異常や無月経になることがあります。卵巣が正常に機能しなくなり、不妊にもつながります。現在、月経は定期的にあり、婦人科受診はしていない状況ですが、妊活のためにも適切な体重管理が必要なことを理解してもらいましょう。母親が適正体重を維持することが、将来生まれてくる子どもの健康につながってくることを説明し、Jさんが低栄養にならない食生活や運動の必要性を理解してもらえるよう関わっていきます。

食生活

子どもたちには栄養のあるものをバランスよく食べさせたいという思いが強く、手作りの食事をしっかり食べさせることを心がけてはいますが、自分の食事については、時間がないので残り物や、調理なしでも食べられる菓子パンやおにぎりなどで簡単に済ませてしまうことが多い状況です。まずは、ご自身の健康管理のためには食生活の見直しが必要であることを理解してもらいましょう。Jさんにとっての優先順位が育児になっているため、母親が健康で活力ある状態であることが子どもの健康管理につながることや、将来の子どもの成長や健康などにもつながることを説明します。その上で今、Jさんに必要な食生活について一緒に考えていきましょう。

低体重で筋肉量が落ちているJさんは、まず、蛋白質を積極的に摂取し、筋肉量を増やしていくことが必要です。蛋白質は、肉類・魚介類・卵類・乳類など動物性の食品のほか、豆類・穀類など植物性食品にも多く含まれています。一般的に、動物性食品に含まれる蛋白質のほうが、必須アミノ酸のバランスが良いものが多いですが、特定の食品に偏らないようバランスよく食べるよう指導します。まずは朝食時に手軽に食べられる蛋白質を1品とることを提案していきます。チーズや魚肉ソーセージなど調理のいらないものや、牛乳や豆乳など飲みものとして蛋白質を追加することもお勧めしていきます。

血糖値に留意した食生活も必要です。まずは間食のとり方について指導していきます。Jさんは食事の全体量が少ないため、食事の合間で間食をとるのは悪いことではありません。ただ、間食の内容が飴やチョコレートなど糖質に偏ったお菓子類が多いと、糖尿病のリスクが上がります。Jさんは糖尿病も心配なため、糖質の多いお菓子類は控えめにすることや、先述した蛋白質を含む乳製品や食物繊維の多いナッツ類などを選ぶことをお勧めします。

やせていて筋肉量の少ないJさんは、食後に十分な量のブドウ糖を筋肉に取り込めず、高血糖を生じている可能性もあります。今のような糖質中心の食生活では食後の高血糖につながりやすいため、食物繊維を豊富に含む野菜を多く摂取することや、野菜から食べるベジファースト（ベジタブル・ファースト）についてもお勧めしていきます。ベジファーストをすることで血糖値の急激な上昇を抑えることができます。

運　動

　Jさんは、仕事はデスクワークで運動習慣もないため、筋肉量が減少していることが予測されます。まずは筋肉を増やすために週に2〜3回程度の筋力トレーニング（レジスタンストレーニング）を勧めます。日常生活の中で動く時間を増やしたり、軽めの有酸素運動を少しずつ行いながら、健康的に体重を増やしていくことを説明していきます。若い頃はスポーツジムにも通い、運動が苦手なタイプではなさそうですが、現在は家事と育児優先のため、「自分のために運動を行う時間はない」と考えてしまっているので、自宅で隙間時間にスクワットをしたり、仕事の合間や家事の合間にできる運動から無理なく取り組むことをお勧めします。厚生労働省も自宅で手軽に始められる運動を推奨しています[5]。今は以前のようにジムには通えないと思いますが、「今できることをやってみよう」と思えるような具体的な運動方法を提案していきます。最近はSNSなどに効果的かつ短時間でできるトレーニング動画がたくさんありますので、自分にとって最適な強度のトレーニング動画を見つけて、筋力トレーニングに励むこともお勧めします。運動することで血糖値の低下につながることや、筋肉量を増やしていくことが耐糖能異常の予防改善につながることも理解してもらい、運動への意欲につなげていきましょう。

引用・参考文献
1)　永井成美ほか．若い女性のやせの背景とその健康影響．肥満研究．24 (1)，2018，22-9.
2)　e-Stat．性別にみた都道府県（特別区－指定都市再掲）別出生時の平均体重・2,500g 未満の出生数及び割合．2022.
3)　"第1章 フレイルの定義・診断・疫学"．フレイル診療ガイド 2018 年版．荒井秀典編．東京，日本老年医学会，2018，28-36.
4)　厚生労働省．活力ある持続可能な社会の実現を目指す観点から、優先して取り組むべき栄養課題について．2021.
　　https://www.mhlw.go.jp/content/10904750/000761522.pdf
5)　厚生労働省．スマート・ライフ・プロジェクト．
　　https://www.smartlife.mhlw.go.jp/

髙木 順子

第2章 ① 健診結果をどう見る？ケース別アセスメント

11 高ストレス者

Case 11 Kさん

性別 男性

年齢 40歳

職業 電気メーカーの営業職

現病歴・既往歴 今までは身体的には特に大きな問題はなかった。

家族構成 妻と子供2人（妻：パート勤務、小学校6年生男子、中学受験予定。小学校3年生女子）

仕事の状況 昨年係長に昇進した。その後、直属の上司（課長）が変わり、今までのやり方では時間内に仕事が終わらず、残業や持ち帰りが多い。上司から「疲れていて仕事に集中できていない」「納期が遅れて顧客からのクレームが来ることもある」との情報が得られた。

運動習慣 ゴルフが好きで土日は練習やゴルフ場に行く。

飲酒 毎日晩酌でビール1～2缶。営業職なので飲み会も多め。

喫煙 なし

本人の意識・自覚症状 若干の疲労感や体の不調は感じているものの、体育会系で鍛えているため何とかなるレベルで、頑張れば克服できると感じている。人に頼る、弱みを見せることはしたくない。

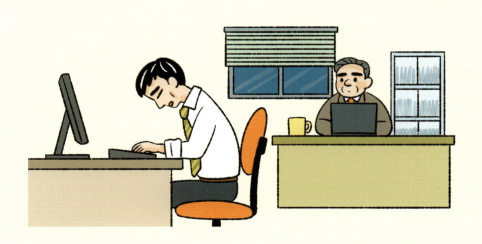

高ストレス者面談に至る背景

　ストレスチェック実施後の高ストレス者面談は任意であるため、高ストレス者のうち5〜10％程度しか参加しない現状があります。しかし、面談を希望しない社員の中にも支援が必要な場合があることは十分に考えられます。そのため、今年度の健康管理室の施策として、保健師による全員面談を実施することとなりました。事前にストレスチェック結果の組織分析を行い、高ストレス者率の高い部署から優先的に面談を開始しました。1人当たり10〜15分程度のヒアリングを行い、必要に応じて二次面談を設定する計画です。

　全員面談にあたり、事前に部署の上長と連絡を取り、時間を確保していただいたお礼を伝えるとともに健康上気になる部下がいるかを確認し、その上で個別面談を開始しました。Kさんは面談を希望していませんでしたが、部長から「最近、仕事が思うように進んでいない」「顧客からのクレームが増えている」との情報提供がありました。

高ストレス者のアセスメントのポイント

1) 短時間で状況を把握する

　あえてストレスチェックの結果を持ち出さず、趣味や背景にさりげなく触れながらエネルギーレベルをチェックし、睡眠不足や疲労感などのサインを引き出します。特に、今まで好きだったことが億劫になる場合は、メンタルヘルスの悪化が隠れている場合が多いです。

2) 守秘義務の強調

　プライバシーを守ることを明言し、安心感を与える工夫をします。

3) 行動提案の具体性

　「早めにお話ししましょう」と明確に提案し、次回面談の日程をその場で決めます。

初回面談：情報収集

保健師：こんにちは、Kさん。保健師の△△です。今日は部署の皆さんに体調や職場環境についてお伺いする時間をいただいています。よろしくお願いいたします。早速ですが、最近の体調で何か気になることはございますか？　また、健康診断やストレスチェックの結果についてご質問や気になる点はありませんか？

Kさん：特に変わったことはありませんね。昨年、係長に昇進したので、少し仕事が忙しくなりましたが、それは当たり前のことですし……。学生時代も体育会系だったので、根性論で乗り越えてきま

> 短い時間で状況を把握する

した。少々のことは大丈夫です。今までも病院に行ったりするのは性に合わなくて、自力で治していましたよ。

保健師：そうですか。体育会系だったのですね。ちなみに、何か運動をされていたり、趣味をお持ちですか？

Kさん：ゴルフが大好きで、週末は必ずゴルフに行っていました。ただ、最近は忙しくて、全然行けていません。

保健師：そうなんですね。好きなことに時間が取れないのはつらいですよね。それに、少し気分的に億劫に感じることもあるのではないでしょうか？

Kさん：実は、ここ半年くらい、ゴルフに行きたい気持ちがあまり起きなくなってしまって……。

保健師：そうなんですね。ちなみに、睡眠は十分に取れていますか？ 週末にゆっくり休む時間はありますか？

Kさん：いや、それが最近は寝付きも悪くて……。仕事の持ち帰りも多いので、週末もほとんど休めていないんです。

保健師：ちょっと疲れているのかもしれませんね。趣味や好きなことが億劫になるときは、心身のエネルギーレベルが低下している可能性もあります。その上、仕事の持ち帰りが多くて休めない状態が続くと、生活リズムが崩れる原因にもなりがちです。少しお時間をいただいて、バランスの取り方や工夫について具体的にお話ししませんか？ 面談の内容は守秘義務のもとでお話しするので、安心していただけると思います。

Kさん：そうですか……。確かに、最近ちょっと疲れているかもしれません。飲み会の誘いも気が重いときもありますし。

保健師：今のうちに少し立ち止まって、ご自身のケアについて考えることが大切です。無理を続けると、気付かないうちに心身に影響が出ることもあります。一度、じっくりお話しできる時間を取らせていただきたいのですが、来週のこの時間はいかがでしょうか？

Kさん：そうですね……。その時間なら大丈夫です。

保健師：ありがとうございます。それでは、来週この時間にお待ちしております。よろしくお願いいたします。

趣味や好きなことが億劫になる場合は、メンタルヘルスの悪化が隠れていることがある

守秘義務の協調で安心感を与える工夫をする

具体的な行動提案を行う

2回目の面談：ストレスチェックの結果をもとに

レーダーチャートの活用

レーダーチャートを用いて「ストレスの原因」「ストレス反応」「周囲のサポート」の3つの要素に分けて評価します（**図1**）。前年度との比較、個別のスコアの偏りや総合スコアのチェックも必要です。

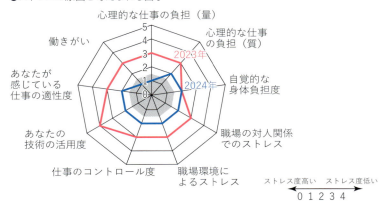

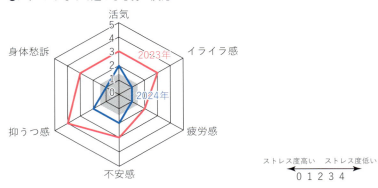

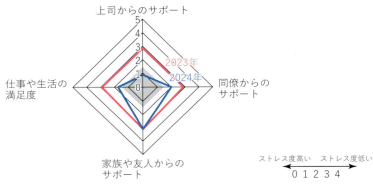

図1 レーダーチャート

①ストレスの原因

業務量、役割の曖昧さ、責任の重さ、時間外労働の負担感などに着目し、対応として業務の優先順位の確認、タスクの整理、上司を巻き込み業務の調整などを検討します。

②ストレス反応

身体的症状（疲労感、睡眠不足）や心理的症状（イライラ、不安感など）に着目し、対応として身体的・心理的な症状が顕著であれば、専門家（医師やカウンセラー）や医療機関への受診を推奨することを検討します。

③周囲のサポート

上司・同僚とのコミュニケーションや連携が取れない、指示などがあいまいであることなどに着目します。この場合、サポートが不足していないか、上司やチームとの関係改善が課題になります。

面談の流れ

面談は「事実の確認」→「共感」→「対策の提案」の流れで進めるとよいでしょう。
①ストレスの原因を特定していく（業務量増加、サポート低下、睡眠不足など）
②相手の話をしっかり聞き、共感を示す
③具体的な対策を提示し、実践しやすいものを本人に選択してもらう
④「また一緒に考えましょう」と伝え、継続的なサポートを約束する

保健師：Kさん、お待ちしていました。今日はお忙しいところお時間をいただき、ありがとうございます。前にもお伝えしましたが、この面談は守秘義務を厳守していますので、安心してお話しくださいね。ただし、職場環境や業務に関わる課題について、部署と協力して解決が必要になる場合もあるかもしれません。その際は、必ずKさんのご同意をいただき、どこまでの内容を開示するかをしっかり確認させていただきますので、ご安心ください。

> 再度守秘義務を強調 加えて、上司や人事などと連携が必要な場合の説明もきちんと伝えておく

Kさん：はい。わかりました。きちんと説明してくださって安心しました。

保健師：早速ですが、先日のストレスチェックの結果をご覧になりましたか？

Kさん：はい、見ました。正直、あまりいい結果ではなかったですね……。自分ではそんなに変わったとは思えないのですが……。

保健師：昨年度と比較して、いくつかの項目でストレスの数値が大きく変化しています。この1年間でプライベートや職場で何か大きな変化があったのでしょうか？

> 原因の特定をしていく

Kさん：確かに、ここ最近すごく忙しくなりました。去年までは業務量はそこそこでしたが、新しいプロジェクトが増えて、かなりプレッシャーを感じています。

保健師：それは大変ですね。業務が増えたことで、負担が大きくなったのですね。周りのサポートについてはどうでしょうか？

Kさん：実は、去年まではチームで協力し合って進めていたんですが、最近は人手不足もあって、ほとんど自分一人で対応しないといけなくて……。それに上司が変わったので、今までのように気軽に相談しにくいし、忙しそうなので邪魔もできないし。

保健師：なるほど。サポートが減ったことで、さらに負担が増してしまっている状況ですね。最近の体調はいかがですか？ 先日おうかがいしたときには、睡眠不足で疲れているとおっしゃっていましたが、他にも今までと違うことがありますか？

Kさん：うーん、実は集中力が低下しているように感じます。それと、頭痛や肩こりなどがあって体が重いんですよ。今まではそんなことなかったのに……。

保健師：それは心配ですね。体調の変化が続くと、さらにストレスがたまりやすくなるので、何か対策を一緒に考えていければと思います。

Kさん：でも、仕事は減らせないですし、どうしたらいいんでしょうか……？

保健師：例えば、業務の優先順位を整理して、上司の方に業務量の見直しなどを相談する、周囲に協力を依頼できる部分を探す。また、体調を改善するための工夫として、オンとオフのメリハリをつけて、リラックスできる時間を意識的に確保する、生活習慣を見直す。必要であれば専門医を受診するなど、いくつか考えられる対策がありますが、Kさんにとって、どの方法が実践しやすそうですか？

具体的な対策を示して本人に選択させる

Kさん：そうですね。上司への相談はちょっとハードルが高いですが、やってみる価値はありそうです。あと、最近ずっと仕事ばかりでリラックスする時間が取れていなかったので、少しでも意識してみようと思います。

保健師：いいですね。小さなことでも、自分のためにできることを増やしていくと、負担の感じ方が変わってくることもあります。もし相談が難しい場合は、私たちがサポートできることもあるので、

いつでも声をかけてくださいね。

Kさん：ありがとうございます。少し気持ちが楽になりました。

保健師：それはよかったです！ では、まずは「上司に相談する」「リラックスできる時間を作る」ことを試してみて、また状況を見ながら一緒に考えていきましょう。できれば次回の面談日も決めておきましょう。

> 継続的なサポートを約束する

　それから、睡眠や疲労感、体調不良に関しては、医療機関を受診することをお勧めします。どこかご存じのクリニックなどありますか？ こちらでもご紹介できると思います。

> 受診勧奨をしておく

Kさん：今すぐに受診は必要ないかと思いますので、できることをやってみます。ありがとうございました！

面談後のフォロー

　Kさんのケースは、産業医面談ならびに外部医療機関につなげるほうがベターだと考えられます。面談後の産業医や外部の専門機関との連携について 図2 にまとめました。

面談や受診をかたくなに拒む社員へのアプローチ方法

　ストレスを抱えている人は、「面談＝問題がある」と感じていることが多いようです。無理に面談を押し付けるのではなく、まずはなぜ拒否しているのかを探ることが大切です。例として、忙しくて時間がない、話しても意味がない、会社に知られたくない、面談はメンタル不調の人が受けるものだから関係ない、などが挙げられます。対応としては、短時間でもOKであることを伝える、具体的なメリットの説明や守秘義務を強調することなどがあります（ 表1 ）。

ストレスチェックの目的

　ストレスチェックの集団分析は、職場環境の課題を可視化し、改善するための重要なツールです。個人の結果だけでなく、職場全体の傾向を把握し、具体的な改善施策につなげることが目的です。

集団分析結果の確認ポイント

・ストレスの高い部署・グループの特定

・ストレス要因の傾向の分析やストレスによる健康リスクを把握

・職場の変化（組織変更、異動、繁忙期など）の影響を考慮

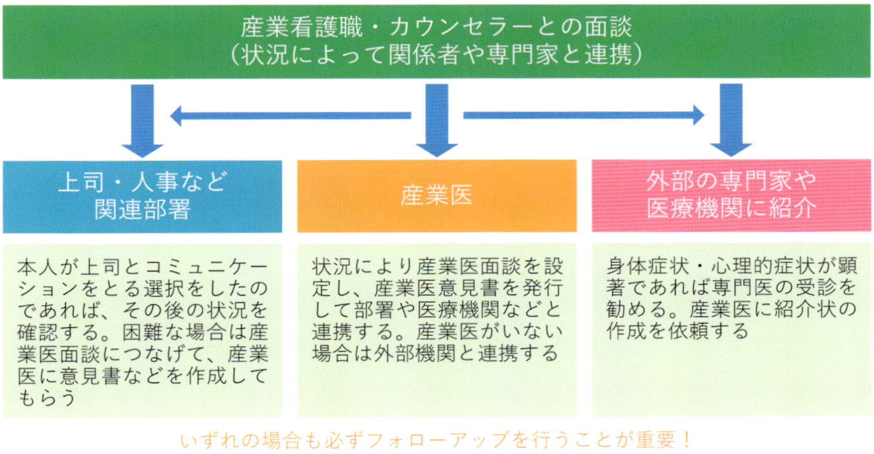

図2 産業看護職・カウンセラーとの面談後の流れ

表1 面談を拒む人へのアプローチ

- 拒否の理由を探り、それに合った対応をとる
- 雑談や情報提供から入ると、相手は受け入れやすくなる
- 面談の代替手段（電話、メールなど）を提案する
- いつでも相談できることを伝え、安心感を持たせる
- 社内だけでなく、外部の相談窓口などのリソースも紹介する

集団分析結果の活用方法

- 組織のストレス要因を明確化し、対策を講じる
- 管理職へフィードバックをして、職場環境改善につなげる
- 経年変化を分析する

　ストレスチェックの集団分析は、組織のストレスの傾向を把握するために活用するものです。ストレスの高い部署・職種・要因を特定し、組織改善につなげます。管理職と情報を共有し、働きやすい環境づくりを進めていきましょう。ストレスチェックの集団分析を有効活用し、職場全体のストレスを軽減できるよう取り組んでいきましょう！

大西 裕美

第2章 ▶ ❷	安全かつ成果を出す保健指導のための注意点

▶ 1 受診勧奨が必要なとき

　事業者が労働者に健康診断を行うことは、労働安全衛生法による義務であり、二次健診や再検査・精密検査の受診勧奨は努力義務です。健康診断を受けただけでは、働く人の健康を守ることはできません。健康被害を起こさず、健康起因による労働災害を防ぐためには、健康診断を有効活用する必要があります。本稿では労働安全衛生法における一般健康診断を対象にして、受診勧奨が必要な場面を「健康診断当日」「健康診断の結果が届いたとき」「受診状況の確認時」など、場面ごとに注意点を確認していきます。

　健康診断当日に受診勧奨が必要なとき、それは主に血圧が高い場合です。健康診断の結果はほとんどの場合、後日結果を受け取りますが、血圧は健診当日に値がわかります。安全配慮義務を考えると、Ⅲ度高血圧の場合は健診当日に受診勧奨が必要でしょう。Ⅲ度高血圧に至らなくても、現病歴・既往歴・経年変化などを総合的に判断して受診が必要な場合もあるので、フィジカルアセスメントが必要です。仮に血圧が高いことがわかっていたのに受診させず、就業中に高血圧に起因した労働災害などが発生した場合、事業者には安全配慮義務が問われます。安全に就業できるよう、血圧を測定する健康診断当日は受診勧奨が必要なことを想定する必要があります。また、血圧は健康診断時だけでなく、日頃から測定が可能ですから、同様の対応が必要です。

事例1：健康診断でⅢ度高血圧が判明、当日受診して改善した事例

> 　54歳男性。既往歴・現病歴なし。喫煙あり。車を運転して物品を各支店に納品する業務に就いている。勤務を調整し、健康診断当日に自宅近くの医療機関を受診した。健康診断当日の血圧は218/107mmHg、186/105mmHg。頭重感など自覚症状はなかった。産業医からは「車の運転禁止」の就業制限が指示された。主治医により高血圧の治療が開始され、血圧が落ち着いたため、産業医指示で「通常業務可」となった。

　この事例は、健診当日の血圧値に即日対応がなされたことで重症化を予防することができています。このように、健診当日に対応するには、健診機関と連携して組織的に対応する仕組みが必要です。また、主治医への報告と、専門医への受診のコーディネート

表1 診察室血圧に基づいた脳疾患血管リスク層別化

リスク層／血圧分類	高値血圧 130-139/ 80-89mmHg	I度高血圧 140-159/ 90-99mmHg	II度高血圧 160-179/ 100-109mmHg	III度高血圧 ≧180/ ≧110mmHg
リスク第一層 予後影響因子がない	低リスク	低リスク	中等リスク	高リスク
リスク第二層 年齢（65歳以上）、男性、脂質異常症、喫煙のいずれかがある	中等リスク	中等リスク	高リスク	高リスク
リスク第三層 脳心血管病既往、非弁膜症性心房細動、糖尿病、蛋白尿のあるCKDのいずれか、または、リスク第二層の危険因子が3つ以上ある	高リスク	高リスク	高リスク	高リスク

JALSスコアと久山スコアより得られる絶対リスクを参考に、予後影響因子の組合せによる脳心血管病リスク層別化を行った.
層別化で用いられている予後影響因子は、血圧、年齢（65歳以上）、男性、脂質異常症、喫煙、脳心血管病（脳出血、脳梗塞、心筋梗塞）の既往、非弁膜症性心房細動、糖尿病、蛋白尿のあるCKDである.

（文献1より転載）

が必要です。

　健康診断の結果が届いたら、結果を確認します。「要受診・要再検査・要精密検査」の場合は、健康診断受診日から約1カ月以内に受診できるよう受診勧奨します。具体的には、「健康診断では検査項目が少ないですが、より詳しい検査を受けることで体の状態がわかりますよ」「精密検査を受けて心配ないことが確認できれば安心ですね」「これを機にかかりつけ医を作ってこれから健康管理しやすいようにしませんか？」など、受診の必要性と本人のメリットとを伝えるようにすると、受診行動につながりやすくなります。すでに主治医がいる場合は、主治医へ健診結果を報告することも大切です。その際に注意することは、主治医の専門性です。血圧・心電図・糖代謝・腎機能については、重症化することもあるため、各ガイドラインを参考に、必要だと判断した場合は専門医への受診勧奨が必要です（**表1**、**図1**）[1]。

事例2：健康診断でIII度高血圧が判明、当日受診したが改善しなかった事例

　46歳男性。痛風で内服治療中。喫煙あり。健康診断当日の血圧が198/105mmHg、200/102mmHgであったため受診勧奨する。痛風の治療を受けている主治医（整形外科）へ受診したが、処方はなされなかった。健康診断から約2週間後、夜勤中に頭重感などの体調不良を訴え、自宅に帰宅して就寝。翌朝自宅で死亡が確認される。

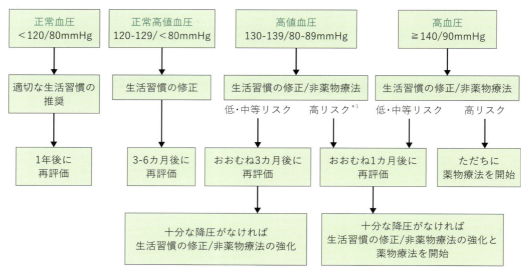

図1 初診時の血圧レベル別の高血圧管理計画

（文献1より転載）

　この事例は、痛風の治療を受けている整形外科を受診したときの血圧は比較的落ち着いていたため、処方されなかった可能性があります。もし、循環器科を受診していれば血圧の自己測定などを経て、薬を処方された可能性が高いと考えられます。重症化を予防するためには、専門医への受診勧奨が望ましいでしょう。また、夜勤中に体調不良を訴えていますが、血圧上昇の可能性が高く、緊急対応が必要です。体調不良を上司に訴えても、上司に体調不良の原因が高血圧によるものであるという認識がなければ、血圧測定や産業保健スタッフにつないだり、受診勧奨することができず、重症化や死亡といった経過をたどることになりかねません。

事例3：健康診断の結果を主治医に報告しないで重症化した事例

　53歳女性。喫煙なし。高血圧の治療中（内服なし経過観察）。健康診断で血圧160/60mmHg、164/58mmHg、心電図所見でST低下、甲状腺腫大で「要精密」判定されるも未受診。健康診断から約半年後、動悸、浮腫の症状があるため主治医（脳神経外科）へ受診したが、健診結果は提出していなかった。主治医から浮腫軽減のための薬を処方される。主治医受診の翌日、勤務中に動悸・息切れの体調不良を訴え、循環器科に緊急受診したところ、心不全および甲状腺機能亢進症と診断され、即日入院となる。

この事例は、要精密検査となった心電図所見と甲状腺が未受診であったこと、その後体調不良で主治医を受診するも健診結果を報告していなかったため、主治医が情報不足で判断しにくく、重症化したと考えられます。健診結果に基づいて受診すること、主治医へ健診結果を報告することの重要性を伝えていく必要があります。

　受診勧奨を目的とした保健指導では、「生活習慣を変えれば受診しなくていいかもしれない」と誤解を招く原因となることを避けるため、受診勧奨に絞った対応を行います。「いつ、どこに受診するのか」まで相談して決めると、受診のイメージが具体的になり、受診率が高くなります。まず、いつ受診するかについて、仕事との兼ね合いを見て平日か休日かを決めます。次に、受診したい病院（医院）については、最新の情報を検索し、自宅あるいは職場の近くにある、自宅から職場の間にあるなど、行きやすく通いやすい病院を選びます。車の場合はアクセスも重要です。土地勘がある場合は病院（医院）の駐車場に入る道が一方通行で不便がないか、避けたい道路はないかなどを確認できるとよいでしょう。高血圧や糖尿病、脂質異常症などの慢性疾患の場合は、長く通院することが予想されますので、受診が継続できるよう、自己中断につながるリスクはできるだ

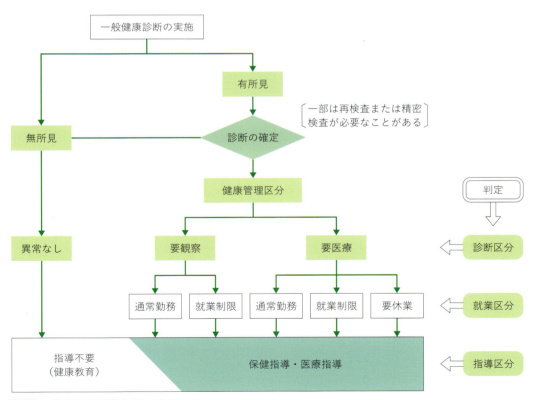

図2　一般健康診断実施後の措置の流れ

（文献2より転載）

けあらかじめ取り除いておきます。

受診状況の確認も必要です。主治医からどのような指示や説明があったのか、治療継続必要性の有無、本人がどのように理解しているのかなど、本人がどのように認識しているのかを把握できる絶好の機会です。治療を継続する場合は主治医との関係性も大切ですから、聞きたいことが聞けたのか、言いたいことが言えたのかといったことも確認しておくとよいでしょう。

働く人が健康診断を受ける目的は、「安全に就業できるかどうか」を判断するためです（図2）[2]。健康診断結果への医師らの意見を聴取し、就業区分を決定することが必要となります。健康診断の結果だけでなく、精密検査や二次健康診断の結果も産業医へ報告して就業上の措置の決定を受けることで、健康被害を防ぎ安全に就業することができます。データおよび周辺情報を産業医と共有・連携し、健康管理に役立てます。

引用・参考文献
1) 日本高血圧学会高血圧治療ガイドライン作成委員会編．「高血圧治療ガイドライン2019」ライフサイエンス出版，第3章 高血圧の管理および治療の基本方針．2020，50-1．
2) 公益社団法人全国労働衛生団体連合会．令和6年版 働く人の健康：健康診断の積極的活用．47．

中西 湖雪

第2章 ❷ 安全かつ成果を出す保健指導のための注意点

2 対象が未受診の場合の初期対応

受診勧奨のトリプルアプローチ

　受診勧奨は労働安全衛生法による努力義務です。働く人の健康と安全に配慮する安全配慮義務を果たすためにも、組織的な受診勧奨の仕組みがあるとよいでしょう。一般財団法人芙蓉協会聖隷沼津病院および聖隷沼津健康診断センターでは、受診勧奨のトリプルアプローチを実施しています（図1）。

　健診結果に基づいて、まずは衛生管理者が該当職員に対し受診勧奨します（1回目）。未受診の場合は職場長が受診勧奨し（2回目）、受診できるよう勤務などを調整します。それでも未受診の場合は、施設長（院長および所長）が行います（3回目）。衛生管理者は健康診断の結果を把握している立場として、職場長や施設長は安全配慮義務が関わる事業者として実施します。職場長や施設長は、個人情報保護法に抵触するため健診結果の内容を把握することはできませんが、「健康診断の結果、受診が必要だが未受診であること」を衛生管理者から申し受けます。

　職場長は、自職場の受診勧奨の対応に苦労すると、施設長に依頼する前に産業保健看護職に相談する場合があります。そのような場合は、まず未受診の理由を聞きます。「受診しても、いつも大丈夫だと言われる」「毎年のように受診が必要と診断されて受診するが、いつも何ともないと言われる」「受診の必要性を感じない」「主治医がこれ以上検査は必要ないと言っている」など、聞いてみるとさまざまな理由があり、本人がどのよ

1回目
衛生管理者の役割
健康診断の実施、健康の保持増進のための措置

2回目
職場長の役割
安全配慮義務

3回目
施設長の役割
安全配慮義務

図1 受診勧奨のトリプルアプローチ

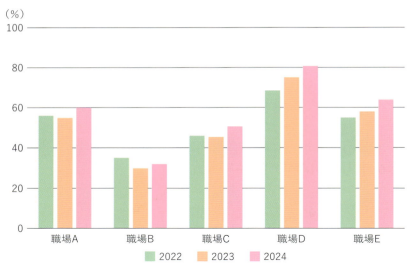

図2 職場別精密検査受診率

うに感じているのかがわかる貴重な機会です。しっかりと本人の思いを受け止めつつ、前項「1　受診勧奨が必要なとき」で述べたように、本人のメリットを伝えます。

職場ごとの受診率を可視化する

　組織全体の受診率を向上させるために、安全衛生委員会やイントラネットなどを活用して、自職場の成績が気になる職場長の特性を活かし、職場ごとの受診率を可視化するのも効果的です（図2）。受診率向上に苦労している職場長が、成績の良い職場長にどのように勧奨すれば受診率が向上するのか相談している様子が見受けられます。このように、受診勧奨は産業保健看護職だけでなく、組織全体で対応するのも一つの方法です。

労災保険二次健康診断

　労災保険二次健康診断は、労災法第26条により、業務上の事由による脳・心臓疾患の発症を予防するため、給付を受けることができる健康診断です。労働安全衛生法に基づいて行われる定期健康診断で血圧、血中脂質、血糖、腹囲またはBMIすべての項目について異常の所見があると診断され、脳・心臓疾患の症状がなく、労災保険の特別加入者でなければ、労災病院または都道府県労働局が指定する病院・診療所で労災保険（公費）により受けることができます（図3）[1]。

　二次健康診断の内容として、血液検査、負荷心電図検査または胸部超音波検査、頸部超音波検査、微量アルブミン尿検査、栄養指導、運動指導、生活指導などがあり、健診項目が充実していますので、積極的に活用すると重症化予防に役立ちます。「普段の健康診断には含まれない負荷心電図、心臓と頸動脈の超音波検査を自己負担なく受けるこ

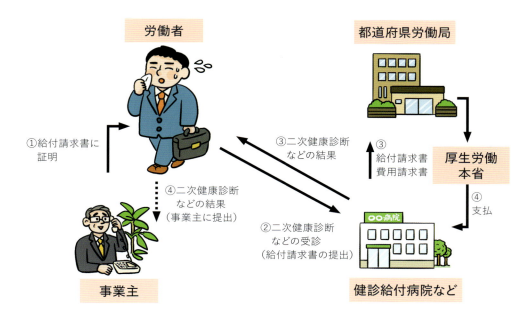

図3 労災保険二次健康診断等給付の流れ

（文献1より作成）

とができます。特に、頸動脈超音波検査は頸動脈がどのくらい詰まっているのか（詰まっていないのか）を肉眼で確認できるので、一度検査しておくといいですよ」と、本人のメリットを伝えます。ただし、健康診断受診日から3カ月以内に実施することが定められていますので、間に合うように早急に対応する必要があります。

引用・参考文献
1) 厚生労働省・都道府県労働局・労働基準監督署. "二次健康診断等給付の流れ". 労災保険 二次健康診断等給付の請求手続. 2025, 3.

中西 湖雪

第2章 ▶ ❷ 安全かつ成果を出す保健指導のための注意点

▶ 3 対象が治療中の場合の注意点

　健康診断の問診で本人が治療中と回答した場合は「治療中」と判定され、主治医での管理継続となります。「要受診」対象者への受診勧奨は基本的なアプローチですが、「治療中」対象者へは主治医での治療継続が基本となるため、アプローチをしないことが想定されます。しかし、健診結果をよく見ると、治療中と回答していても、データが高値で治療や内服の自己中断が予想される場合があります。また、一度受診しても、治療を途中で中断してしまう場合もあります。糖尿病の場合、医療機関で治療を受けている方のうち、1年間で約8％が何らかの理由で糖尿病治療を中断していると推計されており[1]、治療の継続が課題になっています。

　聖隷沼津健康診断センターで2023年度に健康診断を実施した18,231名を対象に、高血圧・糖尿病・脂質異常症いずれかが「治療中」の回答者を調査しました。高血圧治療中と回答したのは2,859名で、そのうち収縮期血圧140mmHgまたは拡張期血圧90mmHgを超えたのは1,153名（40.3％）でした（図1）。基準値を超えている1,153名のうち、収縮期血圧の最高値198mmHg、拡張期血圧の最高値118mmHgでした。このように、治療中と回答していても緊急受診の対象になる場合もありますので、治療中の場合であっても適切なアプローチが必要です。

　糖尿病治療中と回答したのは1,173名で、そのうち空腹時血糖140mg/dL、またはHbA1c 7.0％、LDL-コレステロールが140mg/dLを超えているのは425名（36.2％）でした（図2）。基準値を超えている425名のうち、空腹時血糖の最高値328mg/dL、HbA1cの最高値は13.1％でした。血圧と同様、治療中と回答していますが、緊急受診の対象になる場合もありますので、治療中の場合でも適切なアプローチが必要です。

　脂質異常症と回答した2,193名のうち、LDL-コレステロール140mg/dLを超えてい

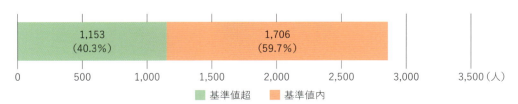

図1 治療中と回答していても実際は高値の人の割合：血圧

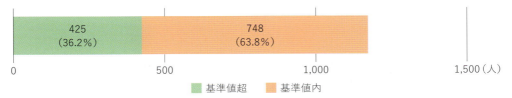

図2 治療中と回答していても実際は高値の人の割合：糖代謝

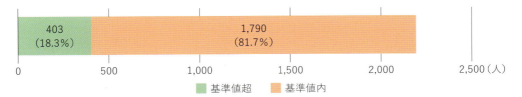

図3 治療中と回答していても実際は高値の人の割合：脂質代謝

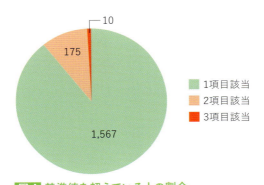

図4 基準値を超えている人の割合

るのは403名（18.3％）でした（図3）。基準値を超えている403名のうち、LDL-コレステロールの最高値は323mg/dLでした。血圧、糖代謝と同様に、治療中の場合でも適切なアプローチが必要です。

血圧・糖代謝・脂質代謝の3項目全てにおいて基準値を超えているのは10名、2項目で基準値を超えているのは175名、1項目のみ基準値を超えているのは1,567名でした（図4）。

治療の自己中断は重症化しやすく、特に動脈硬化性疾患は自覚症状が乏しいため注意が必要です。健診機関と連携し、誰に何をアプローチすればよいのか、表1のようなリストを作成して活用するのも一つ方法です。健康保険組合はレセプトで受診状況を確認し、受診していない場合は受診勧奨を、受診している場合は内服確認などのアプローチを行うことができます。

表1 アプローチが必要な人の洗い出し

氏　名	年　齢	所属部署	血　圧 基準値超	糖代謝 基準値超	脂質代謝 基準値超
			●	●	●
			●		●
			●	●	
			●		
			●		
			●		
				●	
				●	
					●

　このように「治療中」と回答していても基準値を超える場合があるだけでなく、緊急対応が必要な場合もあることから、「治療中」と回答した場合も受診や処方の有無、内服状況を確認します。場合によっては、「1　受診勧奨が必要なとき」で述べたように、専門医への受診勧奨も視野に入れ、健診機関などと連携して組織的にアプローチすることが重要です。

引用・参考文献
1)　国立国際医療研究センター 糖尿病情報センター. 糖尿病受診中断対策マニュアル. 2018.

中西 湖雪

第2章 ▶ ❷ 安全かつ成果を出す保健指導のための注意点

▶4 管理職／上司への働きかけが必要なとき

　管理職には安全配慮義務があり、健康診断結果などで産業医の就業判定が「休業」「就業制限」となった場合には、直ちに就労制限の措置を実施しなければなりません。就業制限の場合は産業医の意見に基づいて残業や夜勤、出張などの制限といった措置を決定します。管理職が産業医の意向を踏まえて安全配慮義務が履行できるよう、産業保健看護職は管理職へ的確に説明することが必要です。特に、主治医と産業医の見解が異なった場合は、それぞれの役割の違いを説明し、管理職が安全配慮義務を果たせるよう支援する必要があります。また、本人には「すぐに治療が必要であること」「就業制限が必要なほど健康障害が起こる危険性が高いこと」「就業制限は健康状態が改善すれば解除されること」「職場には健康障害を予防するために就業制限する義務があること」などを丁寧に説明し、納得してもらいます。

事例1：復職をめぐり主治医と産業医の意見が異なる

> 　53歳女性。調理師。心不全で入院治療を経て退院、自宅療養。主治医は「●月●日より復職可」とした。産業医は、本人が約1カ月間の入院期間中に体力が著しく低下して自宅での階段の昇り降りも負担に感じ復職への不安が強いことを訴えたこと、職場でサポート体制を整えていないことを勘案して「要休業（主治医が指定した復職日より1週間延期して様子を見る）」と決定。上司である管理職は多忙な職場を少しでも円滑に運営したいため、産業医の判断を不服として主治医の意見に沿いたい意向を強く訴える。

　このような場合、管理職が安全配慮義務を履行できるよう、産業医が就業制限を決定することを丁寧に説明する必要があります。このとき、多忙な職場を運営する管理職の苦労を労い、気持ちに寄り添うことが大切です。同時に、復帰には職場のサポート体制が必要なことも説明します。

　保健指導で得た情報は、必要に応じて安全配慮義務がある管理職に報告する必要があります。そこで、保健指導を実施する前に、本人へ 表1 のような説明をしておくことも一つの方法です。

表1 情報を共有することがある旨を知らせる工夫

```
┌─────────────────────────────────────────────────┐
│          保健指導を受けられる方へ                  │
│                                                   │
│ □所要時間は約20～30分です。                        │
│ □保健指導では働く一人ひとりが安全で安心して健康で働き │
│   続けられるように支援します。                     │
│ □産業保健看護職には守秘義務＊があります。ご本人の了承 │
│   なく保健指導の内容を産業医以外が知りえることはあり  │
│   ません。                                        │
│                                                   │
│ ＊命にかかわるような緊急判断をした場合はこの限りでは  │
│   ありません。                                    │
└─────────────────────────────────────────────────┘
```

表2 保健指導で支援を行った項目

所属	職員No.	氏名	実施日	実施方法	保健指導項目					今後の予定	報告事項*	担当者
					食事	運動	睡眠休養	喫煙	その他			
				Web	●					支援終了		
				対面			●		超過勤務45時間超	1か月後要保健指導	疲労蓄積度チェック「やや高い」引き続き超過勤務の軽減に努めてください。	

守秘義務を守りながら管理職に報告する

表2 は、保健指導でどのような項目（食事・運動・睡眠・喫煙など）を支援したのかを記しています。職場長への具体的な報告（＊印）は、ご本人の了承を得て管理職と共有できるとよいでしょう。また、保健指導でご本人に「職場長に伝えてほしいことはあるか」を聞いてみるのも一つの方法です。直接伝えられないこともあるようで、「超過勤務になる場合の補食を認めてほしい」などの要求事項だけでなく、「いつも気にかけてもらって感謝しているが、その気持ちを直接伝えたことはないので伝えてほしい」などの言葉も聞かれることもあります。このように、保健指導で得た情報を管理職と共有することで、産業保健看護職が潤滑油になることもあります。

組織の構成や人事異動などについて十分に把握する

保健指導を実施するときには、健康診断の結果だけでなく、組織の構成を十分に把握して、人の置かれた業務上の環境の変化にも配慮する必要があります。入職したタイミングや人事異動、組織の統廃合や再編成、さらには対象者個人の転勤、単身赴任、昇進などのライフスタイルや役割の変化などの環境の変化に伴い生活習慣も変化するので、入職時、昇進時、転勤時、人事異動時、組織の統廃合や再編成時には管理職と相談して

保健指導を実施することは有効です。

　海外派遣労働者については、安衛則第45条2で健康診断の実施が定められていますが、国内の転勤でも単身赴任などで生活習慣が大きく変化することも考えられますので、健康診断の結果や受診状況などを確認する必要があります。転勤によって健康上に必要な措置や支援が途切れないよう、異動先の直属の管理職との連携が必要です。本人の様子に変化があれば、すぐに産業保健看護職に連絡するように伝え、どこに異動になっても対応できる体制を構築しておく必要があります。例えば、転勤先で医療機関が見つからず、継続して治療ができていない場合には、すぐに医療機関を紹介し、治療が途切れることがないよう常に細心の注意を払う必要があります。主治医へつなげば産業保健看護職の介入は終了なのではなく、管理職から職場での様子の変化についての情報があれば、内容を精査した上で主治医へ情報を提供し、適切な医療が継続されるよう支援を続けます。

　また、上司不在の管理職が異動や昇進などで役割が変化したことに伴って生活習慣が大きく変化し、健康障害を発症する可能性もあります。

事例2：支店長として単身赴任後5か月後に心筋梗塞を発症

　42歳男性。既往歴・現病歴なし。血圧は経過観察、自宅で血圧測定中。自宅血圧150mmHg台/90mmHg台。BMI 24.9、空腹時血糖110mg/dL、心電図異常なし。飲酒あり、喫煙なし。4月から支店長に昇格して単身赴任が開始。9月に心筋梗塞発症。主治医からは過度のストレスによる発症と指摘される。

　健診結果では全て「経過観察」と判定されていましたが、昇格や役割の変化、単身赴任によるストレスで心筋梗塞を発症した事例です。支店長の上司は赴任地には不在で、直属の上司は本店の人事部が担っています。このような場合は、本人の健康状態、主治医、産業医それぞれの意見を、本店の人事部と情報を共有し連携することが必要です。

復職支援

　何らかの理由で休業した場合、円滑な職場復帰を図るにあたり、管理職との連携は必須です（図1、図2）[1]。特に、第3ステップから上司である管理職が積極的に関わることが重要です。しかし、このような対応に苦手意識を持つ管理職も少なくないため、産業保健看護職は管理職が参加しやすいようにサポートするとよいでしょう。

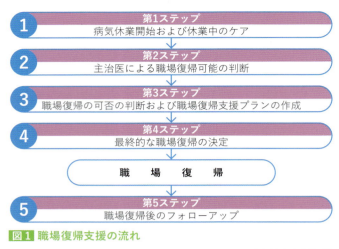

図1 職場復帰支援の流れ

（文献1より作成）

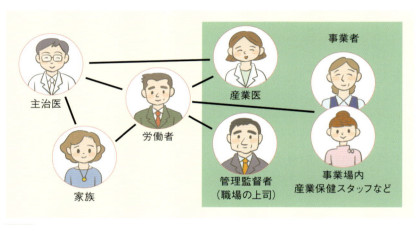

図2 職場復帰支援に関わるスタッフ

（文献1より作成）

　産業保健看護職も組織の一員として、組織の構成やそれぞれの役割を充分に把握して、事例を通して日頃から管理職と連携できる人間関係を構築しておくとよいでしょう。職員の健康管理に貢献することで信頼を得られることも少なくありません。役割意識の高い管理職と良好な関係性を築きながら、共同・連携して実績を積み上げていくことは産業保健の発展の近道だと言えるでしょう。

参考引用文献
1) 厚生労働省．心の健康問題により休業した労働者の職場復帰支援の手引き：メンタルヘルス対策における職場復帰支援．2010．
https://www.mhlw.go.jp/new-info/kobetu/roudou/gyousei/anzen/dl/101004-1.pdf
2) 公益社団法人日本産業衛生学会産業保健看護部会編．必携 産業保健看護学：基礎から応用・実践まで．東京，公益財団法人産業医学振興財団，2023．

中西 湖雪

第 3 章

▶ 応用編

| 第3章 | ▶ ❶ | # オンライン保健指導の利点・課題と 実践上の工夫 |

近年、新型コロナウイルス感染症の拡大により、Zoom や Google Meet などのツールを活用したオンライン面接が急速に広まりました。保健指導においても例外ではなく、従来の対面による保健指導からオンラインを活用した保健指導への移行が進んでいます。日本保健指導協会の特定保健指導初回面接において、情報通信機器を用いた面接割合は2019 年度が 2.9％であったのに対し、パンデミック後の 2020 年度は 30.0％、2021 年度は 45.1％と、年々増加しています[1]。このように、オンライン保健指導は、保健指導を実施する専門職だけでなく、遠隔地で働く労働者や在宅勤務者にとっても大きな利点があるため、利用が増え続けています。本稿では、オンライン保健指導の利点や課題と、産業看護職が効果的に実践するための工夫について解説します。

オンライン保健指導の利点

オンライン保健指導は、保健指導の実施者と対象者の双方に多くの利点があります。まず、オンラインツールを活用することで地理的な制約を越えた保健指導が可能になります。地理的なアクセスが難しい場合、オンライン保健指導は大きな助けとなります。また、移動時間を削減できるため、時間効率が大幅に向上します。このように、オンライン保健指導は地理的・時間的制約を克服する有用な手段です。さらに、感染症対策の観点からも、対面での接触を避けられるため感染リスクを低減することが可能です。

保健指導の実施者側に特有のメリットとしては、「資料の共有や管理」「指導しやすさ」などの特徴があります。特定保健指導でのオンライン面接について、管理栄養士を対象としたインタビュー調査によると[2]、そのメリットの一部として、資料の準備・共有・管理などの容易さに関する「資料の共有や管理」、実生活との結び付きや説明・記録のしやすさといった「指導しやすさ」、全国の対象者と面接ができるといった「経験」というようなカテゴリーが挙げられていました。

オンライン保健指導のプロセスに関するメリットのほか、対象者への健康効果に関するメリットについても明らかにされつつあります。特定保健指導における BMI（Body Mass Index）低下について、対面とオンラインによる面接方法の比較をした著者らの研究があります[3]。2020 年度に特定保健指導を受けた 1,431 人のデータをもとに、面接方法別に翌年の BMI 変化を比較したところ、対面と比較してオンラインの BMI の変化は 0.014 ほど多く低下しており、オンラインは対面に劣っていないことが明らかになりました（ 図1 ）。これらのことから、オンライン保健指導は実施者と対象者の双方の負担を軽減しつつ、効果的な指導を可能にする有効な手段であることがわかります。

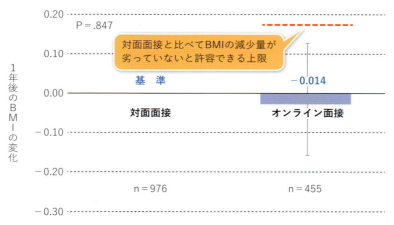

図1 面接方法別の1年後のBMIの変化（n = 1,431）

赤色の破線は、この基準を下回ると対面面接と比べてBMIの減少量が劣っていないと許容できる上限を意味する。
今回の結果は、オンライン面接のBMI減少量は劣っていないと許容できる範囲にあることを意味する。
年齢、性別、本社所在地、企業規模、保健指導区分、収縮期血圧、肝機能、HbA1c、喫煙、運動、飲酒頻度を考慮した分析を実施。

（文献3より作成）

オンライン保健指導の課題

　一方で、オンライン保健指導にはいくつかの課題も存在します。1つ目として、技術的な障壁が挙げられます[2,4,5]。オンラインツールを使用するには、安定した通信環境が必要です。通信が不安定な場合、音声や映像の遅延が発生し、指導の質が低下する可能性があります。また、指導者もしくは対象者がオンラインツールの操作に不慣れな場合、指導開始までに時間がかかることもあります。

　2つ目は、オンライン保健指導では非言語的な情報を把握することが難しいという課題があります[2,4]。対面では、対象者の表情や態度などの非言語的な情報を通じて状態を把握することが可能ですが、オンラインではこれらの情報が限られるため、コミュニケーションに課題が生じることがあります。

　3つ目は、オンライン保健指導では個人情報保護が重要な課題となります[2,4,5]。ツール選定時にはセキュリティ対策が十分に講じられていることを確認し、対象者のプライバシーを確保する必要があります。また、双方がプライバシーを保つことができる場所で面接を行わないと、面接内容が周囲の人に漏れてしまう可能性があります。

　4つ目は、対象者のモチベーション維持があります[2]。オンライン保健指導は対面と比較して心理的距離を感じやすく、指導者と対象者の信頼関係を築くのが難しい場合があります。

オンライン保健指導における実践上の工夫

　オンラインでの特定保健指導を実施する際には、その利点と課題を理解した上で、対象者の状況に応じた工夫が求められます。特に、経験の浅い産業看護職にとっては、画面越しの面接が対面とどのように異なるのかを理解し、スムーズに進行できるように準備することが重要です。厚生労働省が作成した『ICT を活用した特定保健指導のための手引き』を参考に [6]、ポイントを以下のようにまとめてみました。

　まず、オンライン面接の環境を整えることが大切です。対象者がリラックスして話せるよう、事前に面接の目的や進め方を説明し、必要な機材や通信環境を確認することが求められます。特に、画面共有機能を活用する際には、対象者にわかりやすく情報が見えているか確認するとよいでしょう。対象者がスマートフォンで面接に参加している場合は、資料によっては文字や画像が小さすぎて見えない可能性もあります。また、通信トラブルに備え、代替手段（電話やメール）も事前に確認しておくと安心です。

　オンライン面接では、対面と異なり、非言語的な情報を把握しにくいという課題があります。表情や声のトーン、しぐさなどを注意深く観察し、必要に応じて確認の質問を加えることが大切です。例えば、「今のお話を少し詳しく聞かせてもらえますか？」といった質問を使うことで、対象者の理解度や気持ちを探ることができます。また、対象者が話しやすい雰囲気を作るために、適度なあいづちや共感の言葉を交えながら進めると、スムーズなコミュニケーションが可能になります。

　オンライン面接の特性を活かし、指導の効果を高める工夫も重要です。例えば、生活習慣の改善を目的とした指導では、対象者が良く利用する食品や運動器具をその場で見せてもらうことができれば、具体的なアドバイスを行うことができます。また、対象者が健康管理アプリやウェアラブル端末を活用している場合は、日々の記録を共有してもらうと、指導に役立てることも可能です。対象者が目標を達成しやすいように、具体的な行動計画を立てるサポートをすることが大切です。

　オンライン面接では、対象者のプライバシーにも十分配慮する必要があります。特に、職場での面接では、周囲に聞かれたくない情報が含まれる可能性があるため、静かで安心して話せる環境を確保するように促すことが求められます。面接をする前の段階で、面接にふさわしい場所から参加するよう伝えたり、面接の最初に対象者の現在の面接環境を確認するとよいでしょう。

　オンライン保健指導における工夫はさまざまありますが、状況によってはオンライン面接が適さないケースもあります。例えば、医学的リスクが高い場合（精神的な健康問題が深刻な場合など）や、対象者の状況によりオンライン面接が適さない場合（機密情報を扱う職場でオンライン面接ができない場合など）などが考えられます。そのような

場合には、対面での保健指導に切り替えることや、産業医らと連携をとることも検討が必要です。

　オンラインツールを活用した保健指導は、地理的・時間的制約を克服し、効率的で効果的な支援を提供できる可能性があります。一方で、技術的課題やプライバシーの保護といった点にも配慮が必要です。保健指導は産業看護職にとって基本的な業務になりますので、対面とオンラインの面接における特性を十分に理解した上で、いずれでもしっかり対応できるように準備していきましょう。

引用・参考文献
1)　日本保健指導協会.「日本保健指導協会」について.
　　https://www.hokenshidou.or.jp/outline
2)　新保みさほか. 特定保健指導における ICT を活用した面接のメリット・デメリット：管理栄養士を対象とした質的調査.
　　日本健康教育学会誌. 32 (2), 2024, 84-93.
3)　Kanamori, S. et al. Comparison of BMI changes in Japanese adults receiving face-to-face versus online counseling for specific health guidance: a noninferiority prospective observational study. Journal of Occupational Health. 66 (1), 2024, uiae026.
4)　守田祐作ほか. 新型コロナウイルス感染拡大に伴う緊急事態宣言中の産業保健活動. 産業衛生学雑誌. 64 (1), 2022, 42-51.
5)　小川明夏ほか. 新型コロナウイルス感染症流行下におけるオンラインでの産業保健面談の経験，満足度および課題：労働者を対象とした横断調査. 産業衛生学雑誌. 64 (6), 2022, 345-53.
6)　厚生労働省. ICT を活用した特定保健指導のための手引き. 2024.
　　https://e-kennet.mhlw.go.jp/wp/wp-content/themes/targis_mhlw/pdf/learning-ict.pdf

　　　　　　　　　　　　　　　　　　　　　　　　　　　　　　金森 悟

オンライン保健指導の利点・課題と実践上の工夫

第3章 ▶ ❷ こんな場面で使える！知っておきたい理論と手法

1 ヘルス・ビリーフ・モデル

健康行動理論を活用して、健康行動を促そう！

　皆さんは、「一生懸命保健指導したのに、対象者にやる気になってもらえない、対象者の行動が変わらない」と悩んだことはありませんか。また、ベテランの方でも、ご自身の保健指導に対して「対象者へのアプローチ方法がマンネリ化してしまう」「自分の保健指導のやり方はこのままでよいのか」などのモヤモヤを抱えているかもしれません。健康行動理論は、このようなお悩みやモヤモヤの解決の一助となるかもしれません。

　健康行動理論は、簡単に言うと「人が健康によい行動へのやる気になるための条件」を示したものであり、心理学や社会心理学など多くの学問分野の概念や理論を用いて生み出された科学的な枠組みとなります[1]。健康行動理論やこれらを組み合わせたモデルなどを保健指導に応用することによって、対象の行動変容について、道筋を立てて考えたり、産業保健スタッフ間で共通の言葉でディスカッションができるようになりますので、根拠を持った科学的なアプローチが可能となり、対象者の健康行動をよりよく変化させることが期待されます[2]。

人の行動は、利益と不利益のバランスにより左右される

　ヘルス・ビリーフ・モデルは、日本語で「健康信念モデル」と訳すことができます。Rosenstock や Becker などを中心に考案され、改訂を経て発展してきたモデルです。このモデルは、ベネフィット（有益性）とコスト（障害）とをはかり（シーソー）にかけて主観的に判断を行う、シーソーモデルが根底になっています[3-5]。

深堀り！ ヘルス・ビリーフ・モデル

　ヘルス・ビリーフ・モデルでは、健康行動をとる条件として、①「健康についてこのままではまずい」という危機感を感じること、②メリット（有益性）とデメリット（障害）とのバランス、の2点が挙げられています（**図1**）[3]。そして、①の危機感を感じるためには、可能性（このままでは自分が病気になると感じる可能性が高い）と重大性（自分が病気になった場合、重大だと感じること）の2つの条件が必要になります。さらに、危機感に影響を与える因子として、③行動のきっかけがあります[3,4]。

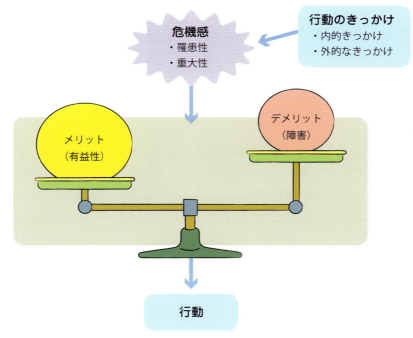

図1 ヘルス・ビリーフ・モデル

（文献3を参考に作成）

①危機感を感じる

　人は、自分が病気になる可能性（罹患性）と、なった場合の重大性の両者を感じることで、危機感を感じます。逆に、2つの条件の一方を感じただけでは、危機感は感じません[3,4]。例えば、マスクや手洗い、予防接種などの感染予防対策をしないままだとインフルエンザに感染する可能性があると感じてはいるものの（罹患性＋）、インフルエンザに感染しても大したことはないと感じていれば（重大性－）、危機感は生じません。

②メリット（有益性）とデメリット（障害）のバランス

　人は健康によい行動のメリット（有益性）とデメリット（障害）のバランスをはかりにかけるように判断し、行動しています。はかりがメリット側に傾いているときは、健康行動を起こし、デメリット側に傾いているときは、これらの行動は起こさないと考えます。つまり、ヘルス・ビリーフ・モデルでは、メリットの認識からデメリットの認識を引いたものが健康行動をとる可能性を示していると言えます。ヘルス・ビリーフ・モデルにおけるメリットは、健康によい行動をとることにより、このままではまずいといった危機感が減ることを意味し、デメリットは、「費用が高い」「時間がかかる」「不便である」「難しい」などを意味します[3,4]。

③行動のきっかけ

　ヘルス・ビリーフ・モデルでは、危機感に影響を与える因子として、行動のきっかけ

が示されています。これは、病気の自覚症状などの内的なきっかけと、産業保健スタッフや家族・友人などからの勧め、インターネットやマスメディアなどからの情報などの外的なきっかけがあります[3,4]。

実践！ 産業保健現場での応用

　Aさん（40代・女性）は、販売会社で事務を担当しています。一人暮らしで、愛犬と一緒に暮らしています。今年の定期健康診断の結果、血中ヘモグロビン値が6.6g/dLであり、要精密検査の判定でしたが、医療機関への受診状況の確認をしても、返信がありません。そのため、受診状況と仕事への影響などの確認を行うため、産業看護職と面談を行うことになりました。

　面談では、Aさんから「仕事が忙しくて、まだ病院に行っていません」「どの病院に行けばいいかわからないし……」「立ちくらみや、ふらふらすることが増えましたけど、大したことはありません。いつものことです」といった言動が見られました。

危機感を感じる

　Aさんは貧血であるという罹患性は認識していますが、「（貧血の）自覚症状はあるが、大したことはない」という発言からも、重大性は大きく感じていないようです。そこで、愛犬との散歩に支障が出ていないか確認したところ、「確かに、言われてみると、半年前から犬と散歩しているときに息切れがして走れなくなりました。うちの子、走るのが大好きなんですよ。自分が健康でいないと面倒が見られなくなりますね……」と、落ち込んだ様子でした。Aさんにとって、愛犬の世話に支障が出ることは、重大性に影響していることがわかりました。

メリット（有益性）とデメリット（障害）のバランス

　精密検査未受検のデメリットは、「受診する時間がない」ことと「医療機関の選択」であることがわかりました。そこで、仕事が休みである土曜日も診察している、自宅からのアクセスのよい医療機関を数件提示することで、デメリットを減らすことにつなげました。さらに、メリットとして、医療機関へ受診し治療を開始したり食生活を改善したりすることは、貧血が改善し愛犬と楽しく散歩ができるかもしれないことを伝えました。その結果、はかりがメリットの方に傾き、受診行動につなげることができました。

行動のきっかけ

　内的なきっかけは、「愛犬との散歩のときに息切れがして走れない、立ちくらみなどの自覚症状がある」でした。外的なきっかけは、「産業看護職との面談」でした。

行　動

　Aさんは、面談後すぐに医療機関を受診し、内服治療と食事療法が開始されました。後日談ですが、数カ月後に「愛犬と走りながら楽しく散歩ができるようになった」とい

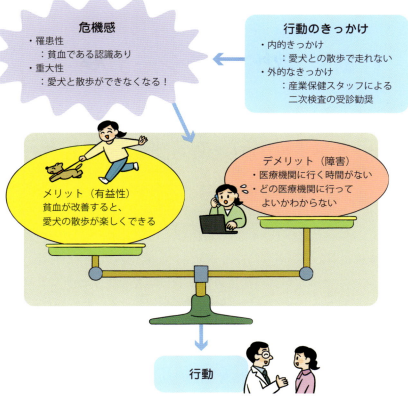

図2 ヘルス・ビリーフ・モデルの応用例

（文献3を参考に作成）

った嬉しい報告もありました（図2）[3]。

引用・参考文献
1) 松本千明. やる気を引き出す保健指導・患者指導：健康行動理論に基づいて. 日本保健医療行動科学会雑誌. 31 (2), 2016, 40-5.
2) 松本千明. 医療・保健スタッフのための 健康行動理論の基礎：生活習慣病を中心に. 東京, 医歯薬出版, 2002, iii.
3) 松本千明. "変化のステージモデル". 前掲書2. 29-36.
4) Skinner, CS ほか. "第5章 健康信念モデル". 健康行動学：その理論、研究、実践の最新動向. 木原雅子ほか訳. 東京, メディカル・サイエンス・インターナショナル, 2018, 68-86.
5) 畑栄一. "第4章 ヘルスビリーフモデル". 行動科学：健康づくりのための理論と応用. 改訂第2版. 畑榮一ほか編. 2009, 東京, 南江堂, 37-50.
6) Becker, MH. et al. A new approach to explaining sick-role behavior in low-income populations. American journal of public health. 64 (3), 1974, 205-16.

大森 美保

| 第3章 | ❷ こんな場面で使える！知っておきたい理論と手法 |

2 行動変容のステージモデル

人は、成功と失敗を繰り返しながら、段階的に健康行動をとる

　行動変容のステージモデルは、それまでに開発されたさまざまな理論を統合した汎理論的モデル（トランスセオレティカルモデル）の根幹となる理論・概念のうちの一つでProchaska と Clemente によって考案されました。汎理論的モデルは精神領域における300 以上の理論を統合して提唱されたモデルで、①変化のステージ理論、②プロセス理論（変化のステージモデルの各段階における効果的な介入プログラムを示したもの）、③決定バランス（行動変容後の利益と不利益とを秤にかけて行動実行を決める）、④自己効力感（自分にとって良い保健行動が実行できるという自信）の4つの理論・概念が根幹となっています[1]。行動変容のステージモデルは、人の行動が変わり、それが維持されるには、無関心期、関心期、準備期、行動期、維持期の5つのステージの変化を通ると考えられています[1-7]。

深堀り！ 行動変容のステージモデル

　行動変容のステージモデルは、無関心期から維持期まで一直線に進むのではなく、無関心期から準備期に進んでも、準備期から関心期や無関心期に戻るといったように、成功と失敗を繰り返し、らせんのように目的とする行動の変容を達成できることが理想だと言われています[1,4,6]。

　例えば、1カ月禁煙していたのに（実行期）、同僚に誘われ喫煙してしまい「どうせ自分には無理だった」とあきらめてしまうこともありますが（無関心期）、いずれまた、関心期、準備期……と段階を経て、維持期にたどり着き、禁煙を達成させることができます。つまり、行動変容はたやすいものではなく、失敗と成功を繰り返しながら、段階的に変化していくものなのです（図1）[1,7]。

　一方で、人が一つのステージから別のステージに移行する際には、行動変容のデメリット感が減るのと同時に、デメリット感の2倍分メリット感が増大しなければ移行しません。つまり、変化のステージモデルを応用して行動変容を促進するには、費用や障害といった損失を減らし、なおかつ有益性を2倍以上に増やす努力をしなければいけないということになります[4]。

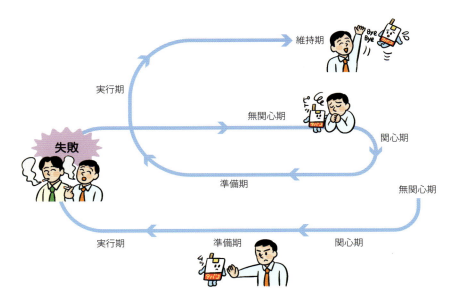

図1 変化のステージモデルとらせん

（文献1,7を参考に作成）

実践！　産業保健現場での応用

　行動変容のステージモデルは、産業保健現場で最も広く活用されている健康行動理論の一つであり、厚生労働省の「一般健康診断問診票」の問診項目としても用いられています[8]。例えば、保健指導の際に対象者がどのステージにいるのか把握することで、ステージに応じた行動変容や維持を促すための介入がしやすくなります。

　変化のステージモデルの段階で、特に悩ましいのが無関心期の対象者への支援ではないでしょうか。無関心期の対象者は、「現在、○○していないし、これから先もするつもりもない」と考える方ですので、現時点で行動変容を呼びかけても、応じることは極めて難しいと思われます。それゆえに健康の目標設定も困難です。まずは、生活習慣病の危険性や疾病の発症要因、生活習慣改善により得られる効果などの理解を深めてもらうことから始めましょう[2,4,6]。

　また、行動変容のステージモデルは、集団にも効果があることがわかっています。例えば、運動に関する取り組みを計画する場合、「運動に関心はあるか」「すぐにでも運動を開始したいと思っているか」「運動を行う計画はあるか」「運動を始めて6カ月未満か」「運動を始めて6カ月以上維持しているか」といった質問を行います。これらを知ることで、各ステージに合った集団への介入が可能となります[7]。変化のステージモデルの応用例として、ステージごとの具体的な介入例を 表1 [2,4,6] に示しています。

表1 変化のステージモデルと介入例

ステージ	目　標	介入の例
無関心期	行動変容の必要性を正しく理解してもらい、関心を持ってもらう	・コミュニケーションが一方通行になることもありますが、パンフレットなどを使った情報提供などを根気強く繰り返しましょう。 ・疾患のリスクを伝えて脅すだけでは、防衛的態度や反感を強める結果になりかねません。行動変容を起こしたことで健やかな職業生活を送れたといった成功例を示すとよいでしょう。
関心期	動機付けと行動変容に対する自信を強く持ってもらう	・行動変容の具体的な方法などについて理解してもらい、「それなら自分にもできる」という自己効力感を高めるような情報提供を行いましょう。 ・同じステージのメンバーで支えながら健康行動のゴールを目指すといった集団保健指導への応用も可能です。 ▶関心期は双方向のコミュニケーションの効果が期待されますので、特に信頼関係の構築が重要です。
準備期	行動計画を立ててもらう	必要な情報を提供し、対象者自身に行動目標と方法を決めてもらい、行動計画を立ててもらいましょう。
行動期	行動変容の意思が揺らがないようにする	・行動の持続に必要な情報を提供しましょう。 ・行動の持続に不安を抱えている時期でもあるので、対象者にその背景要因と克服方法を考えてもらいましょう。 ・背景要因が職場や家庭にある場合は、対象者自身の努力だけでは解決が難しい場合がります。同僚や家族などのソーシャル・サポートを活用することも一案でしょう。
維持期	再発予防のための問題解決	・これまでの努力を賞賛し、今後の持続を奨励しましょう。 ・他の従業員への健康支援の役割を担うことで、健康行動を持続することに新たな意義を見出すことができ、行動の持続を確かなものにすることが期待できます。

（文献 2,4,6 を参考に作成）

無関心期の禁煙のサポート例

　無関心期の喫煙者は、喫煙に対して問題をあまり感じていないか、感じていても喫煙行動を合理化している場合が多いですので、禁煙に対して抵抗を示す場合がよく見られます。そのような場合は、「あなたにとって、たばこはどのような役割を果たしていますか」などのオープンド・クエスチョンを用いて喫煙に対する気持ちや考えを聞き出し、受容しましょう。喫煙の健康被害について、対象者は「体に悪いが、心にはよい」と考えているかもしれません。喫煙することによる健康被害を科学的に伝えましょう。そうすることにより、「たばこは、がんや COPD のリスクを上げる、健康にプラスにならないもの」「たばこは、心にもよいと思っていたが、本当にこのまま吸い続けてもよいのか」といった対象者の気づきを促すことにつながります。たばこの健康被害の伝え方については、「肺がんにかかるリスクが増大する」といったような対象者を脅すものではなく、「禁煙すると、長年悩まれている咳や痰が改善して、楽になると思います」といった、よい面を強調したアプローチが効果的でしょう[4]。

引用・参考文献

1) 土井由利子. "第3章 行動受容のモデル". 行動科学：健康づくりのための理論と応用. 改訂第2版. 畑榮一ほか編. 2009, 東京, 南江堂, 19-25.
2) 松本千明. "変化のステージモデル". 医療・保健スタッフのための 健康行動理論の基礎：生活習慣病を中心に. 東京, 医歯薬出版, 2002, 29-36.
3) 小島亜未ほか. "行動変容ステージ". 神戸大学健康支援プロジェクト研究.
http://www-2022.h.kobe-u.ac.jp/sites/default/files/general_page/ikiikisiryou_3.pdf (2024年12月20日アクセス)
4) Prochaska, JOほか. "第7章 トランスセオレティカルモデル". 健康行動学：その理論、研究、実践の最新動向. 木原雅子ほか訳. 東京, メディカル・サイエンス・インターナショナル, 2018, 116-39.
5) Prochaska, JO. et al. The transtheoretical model of health behavior change. American journal of health promotion. 12 (1), 1997, 38-48.
6) 諏訪茂樹ほか. 行動変容ステージと支援技術. 日本保健医療行動科学会雑誌. 34 (1), 2019, 1-6.
7) 神馬征峰. "第3章 公衆衛生看護の基盤となる理論". 公衆衛生看護技術. 第5版. 東京, 医学書院, 2023, 48-50 (標準保健師講座 Standard textbook).
8) 厚生労働省. 一般健康診断問診票.
https://www.mhlw.go.jp/stf/seisakunitsuite/bunya/koyou_roudou/roudoukijun/anzen/anzeneisei36/index_00003.html (2024年12月15日アクセス)

大森 美保

第3章 ▶ **②** こんな場面で使える！知っておきたい理論と手法

▶ **③** # コーチング

対象者の中に眠っている答えを引き出し、自己決定とやる気を支える技術

　保健指導の対象者の中には、生活習慣の改善に一向に興味を示さないように受け取れる方もいますが、病気になりたくてあえて不健康な行動をとっているわけではありません。人の心の中には、「仕事が忙しくても、疲れにくい体になりたい」「高血圧を改善して、孫の成人式を見たい」といった考えがどこかに眠っています（そう信じることが大切です）。このような眠った考えを、対話を通じて引き出し、自己決定とやる気を支えることを、コーチングと言います[1-3]。

　コーチングは、アメリカで1960年代に体系づけられたコミュニケーション技術の一つです。広辞苑（第六版）では、「①コーチすること、指導・助言すること」と「②本人が自ら考え、行動する能力を、コーチが対話を通して引き出す指導術」と2つの意味が説明されています。①の意味に近い、スポーツの指導者が行う指導や助言のほうが、なじみがあるかもしれません。②のコーチングは、人がよりよい行動に向かうために支援する技術と捉えることもでき、これらの技術は、ビジネスの場や教育など、さまざまな場で活用されています[1-3]。保健医療の場では、保健指導や健康教育で用いられることが多く、身近な例では、厚生労働省の健診・保健指導の研修ガイドラインに必要とされる保健指導技術としてコーチングが挙げられていたり[2]、なんと保健師国家試験にも出題されたりしています。

　コーチングとは、「目指したいビジョンや目標に向かって、対象の自発的行動を促すコミュニケーションスキル」であり、「人が必要とする答えは、その人の中に眠っている」という基本理念に従っています[3]。

深堀り！コーチングの技術

　コーチングに欠かせない基本スキルとして、①信頼関係の構築、②傾聴、③質問、④承認、⑤提案、の5つがあります[4,5]。

①信頼関係の構築

　前述したように、コーチングでは、対話を通じてその人の中に眠っている答えを引き

出します。保健指導の場面では、対象者は「注意されるのかな」「耳の痛い話をされるのかもしれないな」と緊張したり、不安な気持ちになりがちです。安心して対話ができるためには、対象者を全面的に受け入れ、そのことを意識的に伝えるといった、信頼関係の構築が必要です[5]。

②傾　聴

　保健指導では、知識の提供や提案などに時間を割きがちですが、これでは対象が聞き役に回ってしまい、「自ら考え、決断し、行動を起こす」ことができません。コーチングでは「あなたの話を聴いていますよ、受け止めていますよ」というメッセージを傾聴により伝えます[3,5]。

傾聴のポイント

対象者の話をさえぎらない

　対象者の話の途中で話し始めないことが大切です。たとえ、対象者の話が明らかに間違っているとしても、最後まで聴き、「なるほど、○○さんはそうお考えなのですね」といったん受け止めましょう[3,5]。

沈黙は金なり

　対象者が沈黙するときは、対象者が考えている場合が多いです。その時は、対象者が考えることを妨げることなく、じっと待ちましょう[3,5]。

リアクションを返す

　うなずきや相づちを入れて、「あなたの話を聴いていますよ」というリアクションを返しましょう[3,5]。

オウム返し

　「つまり○○ということですね」など話を要約して繰り返すことで、「あなたの話を受け止めています」というメッセージを伝えることができます[3,5]。

③質　問

質問のポイント

オープンド・クエスチョンを有効に使う

　「はい」「いいえ」で答えが完了しない質問をオープンド・クエスチョン（開かれた質問）といいます。例えば、「間食はどういったものを好んで食べますか（what）」や「なぜこの間食を選んだのですか（why）」といった開かれた質問は、対象者が自身の中にある答えを探り、深く考えることを促します[3,5]。

答えを絞る

　「体重が増えた理由について、思い当たることを3つ挙げられますか」といったような質問で複数の答えを求めて、自身の生活習慣を振り返り、深く考えもらいます。次に、「その中で体重が増えたことに、一番影響しているのはどれですか」といった質問で、

優先順位をはっきりさせて、何に取り組むべきかを明確にします[3,5]。

④承認する

承認のポイント

「すごいですね」「よく頑張りましたね」と、対象者を積極的にほめることで、対象者は自分のことを認めてくれたと感じ、もっと成果を上げようとします。また、「○○さんが頑張ってくれるので、私もうれしい」といったIメッセージや、「私たちは○○さんをサポートしています」といったWeメッセージも効果的です。逆に、「あなたは〜ですね」といったYouメッセージは、承認ではなく、断定や評価をされていると受け取られかねません[3,5]。

⑤提案する

提案のポイント

提案するときは、「一つ提案してもよろしいですか」「これは、私の意見ですが、聞いてもらえますか」と、相手に許可を求めてから提案します。許可を取ることで、対象者がこちらの話に耳を傾けてくれます[3,5]。

実践！ 産業保健現場での応用

コーチングで用いるモデルはさまざまありますが、最も有名なモデルにGROWモデルがあります。GROWモデルとは、Goal（目標）、Reality（現実）、Option（選択）、Will（意思）の頭文字をとったもので、コーチングの理念に良く適合しています。ここではGROWを元に5つの基本ステップを紹介します[1,4,5]。

最初に、コーチングの基本技術を活かしながら、対象が本当に望む目標を設定します。次に現状把握を行い、目標と現状のギャップを把握します（Step 1）。そのギャップを埋めていくために、強みや障害を知る（Step 2）、戦略を練る（Step 3）、サポートする（Step 4）、行動を促す（Step 5）ことを行います[1,4,5]。ここからは5つのStepを使ったコーチングの実践例をご紹介します（**図1**）[5]。

Step 1…目標の設定（Goal）と現状把握（Reality）

目標の設定（Goal）

あなた：ご自身の健康で「こうなりたい」といった目標はありますか？

対象者：半年後に同窓会があるので、素敵なドレスを着るために7kg減量したいと思っています。

＊ゴールの設定が難しい場合

あなた：健康で今気になっていることはありますか？

対象者：体重が去年から7kgも増えてしまって……。

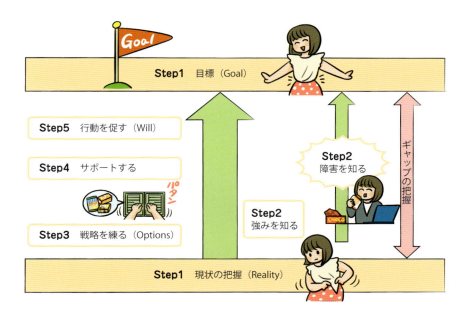

図1 コーチングの5 Step

（文献5を参考に作成）

現状の把握（Reality）

あなた：そのために（目標達成のために／気になっていることに対して）、どのようなこと（努力）をされましたか？

対象者：お菓子をやめようと思いました。

あなた：（お菓子をやめようと思って）どのくらい体重が減りましたか？

対象者：体重は全く減りませんでした。

ポイント

　対象者自身が本当に望む、目指すべき目標を具体的に設定しましょう。ゴールは「半年で7kg減量する」のように期限を決め、数値で評価できる目標にしましょう。「1カ月で10kg減量する」のような実現不可能なゴールではなく、少し手を伸ばせば届くぐらいのゴールがよいでしょう。ゴールの設定へ導くことが難しい場合は、「健康で困っていることは何ですか」「その困りごとを改善するには、何が必要ですか」などの質問をしてみるのもよいでしょう。「7kg減量したら、どんな服が着たいですか」「どんな気持ちになりますか」など、ゴールが達成できたときのイメージを対象者と保健指導者間で共有することで、対象者が具体的なゴールをイメージできるだけでなく、両者の信頼関係の構築につながります[5]。

Step 2…障害や強みを知る

障害と強みを全て引き出すことで、対象者が適切な戦略を考えること（Step 3）につなげます。

障害の把握

あなた：何が減量の障害になっていると思いますか？ 3つ挙げてください。

対象者：①職場にお土産や頂き物のお菓子が常に置いてあるので食べてしまう、②お昼休みにコンビニに寄ってお菓子を買ってしまう、③子どもが残したご飯がもったいないので食べてしまう、この3つでしょうか。

あなた：この3つの中で一番簡単に解決できるのはどれでしょう？／この3つの中でついやってしまうことを1つ挙げてください。

強みの把握

「うまくいっていたことを3つ挙げてください」や「協力してくれる人はいますか？」などの質問で、強みを把握しておくこともよいでしょう。

ポイント

障害や強みの把握は、「障害／強みを3つ挙げてください」といったように、数を指定すると効果的です。強みの発掘は、自己効力感を高めることに効果的です。例えば、「間食を全くしないことが難しかったのでダイエットを挫折しましたが、お菓子を高カカオチョコレートなどの少しでも体に良いものに変えることはできました。ちょっとでも体にいいことができたと思えると、うれしいですね」といった小さな一歩（small steps）の達成感による情緒的な喚起などがあります[4]。

Step 3…戦略を練る（Options）

対象者に合った方法で、目標までの行動プランを設定しましょう。

あなた：目標達成のために、何ができそうですか。3つ思い浮かびますか？

対象者：子どもが残したご飯は翌日に食べる、お菓子を買わないように昼休みにコンビニに立ち寄らない、職場に置いてあるお菓子の場所を目につかない場所に移動する、でしょうか。

あなた：この中ですぐにできそうなことは何ですか？

対象者：職場に置いてあるお菓子の場所を、目につかない場所に移動することならできそうです。職場の同僚も「目についてしまうので、ついつい食べてしまう」と言っていましたので、これなら同僚の協力も得られながらできそうです。

ポイント

対象者の答えを引き出したら、戦略の優先順位を決めます。戦略は3つ以上確認します。1つ目は以前に考えたありふれたアイデア、2つめは良いブレイン・ストーミングから生まれたアイデア、3つ目はダイヤモンドのような斬新なアイデアだと言われてい

ます[5,6]。また、「いつ、どこで、何を、どのくらい、誰と」するのか質問します。例えば、「朝6時に、近所の○○公園の1周3kmのコースを、週に3回妻と歩く」といったように、行動プランの内容を具体的に落とし込みます[5]。

Step 4…サポートする

あなた：私にできるサポートはありますか？

対象者：どうしてもお菓子が食べたくなったとき、我慢するよい方法が知りたいです。

あなた：1つ提案してもよろしいですか？（基本的技術の「提案」を活用し、お菓子が食べたくなったときの対処法を提案し、サポートする）

ポイント

応援するだけでも立派なサポートになります。メールや電話で、目標の進行状況を確認し、励ましたりすることも一案でしょう[5]。

Step 5…行動を促す（Will）

あなた：それでは、職場に置いてあるお菓子の場所を目につかない場所に移動してお菓子を食べないようにする、お菓子が我慢できなくなったら○○する、ということでよろしいですか？

あなた：いつから始めようとお考えですか？

ポイント

サポートの方法が決まったら、これまでに決めた行動目標を要約して伝え、確認します。また、「無理をしていませんか」「本当にできそうですか」など、無理のある行動プランではないかを再確認します。最後に、「いつから始めようと考えているか」というように行動を促し、宣言してもらいます[5]。

引用・参考文献

1) 西垣悦代ほか．コーチング心理学概論．第2版．京都，ナカニシヤ出版，2022．
2) 厚生労働省．標準的な健診・保健指導プログラム 令和6年度版．2024．
　https://www.mhlw.go.jp/stf/seisakunitsuite/bunya/0000194155_00004.html（2024年1月4日アクセス）
3) 奥田弘美．メディカルサポートコーチング 基礎編：医療コミュニケーションのためのヒント．国立保健医療科学院平成20年度生活習慣病対策健診・保健指導に関する企画・運営・技術研修資料．2008．
　https://www.niph.go.jp/soshiki/jinzai/koroshoshiryo/tokutei20/program/4.pdf（2024年1月4日アクセス）
4) 森谷満．コーチングを中心とした行動変容支援．日本保健医療行動科学会雑誌．34 (1)，2019，7-14．
5) 鱸伸子ほか．保健指導が楽しくなる！医療コーチングレッスン．東京，南山堂，2010．
6) 小関哲郎ほか．心療内科における Solution-Focused Approach の実践：その現状と課題（心療内科領域における短期心理療法の展開）．心身医学．40 (2)，2000，105-10．

大森 美保

4 行動経済学：ナッジ理論

対象者の背中をそっと後押しし、望ましい行動に誘導する

　行動経済学は、リチャード・セイラー教授がノーベル賞を受賞したことで注目されるようになりました。心理学のアプローチを使って経済現象を解き明かす新しい経済学のことで、経済学と心理学のハイブリッドとも言われています[1]。セイラー教授は、キャス・サンスティーン教授と共同で「ナッジ（Nudge）」を提唱しています。ナッジとは、「そっと後押しする」「ひじで軽くつつく」などの意味を持つ英語です。セイラー博士の著書の表紙には、親の象が鼻で子どもの象を後ろからそっと押している絵が描かれています。ナッジとは、まさにその絵が示すように「強制や禁止をせずに、望ましい行動に誘導するようなシグナルや仕組み」のことなのです[2]。ナッジは公衆衛生分野でも実用性が高く、例えば、厚生労働省が発行した『受診率向上施策ハンドブック』では、行動経済学のナッジ理論に基づいたがん検診受診率向上の取り組み例などが紹介されています[3]。

　話は変わりますが、皆さんは「スーダラ節」をご存じでしょうか。昭和を代表する流行歌の1つで、「1杯のお酒のつもりが、はしご酒をしてしまう。体に悪いのはわかっちゃいるけど、やめられない」といった内容です。もしかすると、「わかっちゃいるけど、やめられない」という歌詞が人々の共感を生み、大ヒットにつながったのかもしれません。ナッジとは、「わかっちゃいるけど、やめられない」気持ちを、自然と行動変容する方向へ後押しする理論であるとも言えます。

　それでは、なぜ「わかっちゃいるけど、やめられない」のでしょうか。人は、「生活習慣が悪いと、脳・心血管疾患のリスクが高まる」と頭ではわかっていても、「自分は心筋梗塞や脳梗塞にはならないだろう」とリスクを低く見積もったり、「お菓子を食べれば糖尿病が悪化する」と頭ではわかっていても、目の前にあるお菓子の誘惑に反応して「お菓子を食べない」という判断が歪められてしまいます。これらは、認知バイアスという意思決定の癖が影響しています。ナッジでは、このような認知バイアスの影響を最小限にしたり、認知バイアスの特性を逆手に取ったりして、健康行動を促します[4]。

深堀り！ ナッジ理論

　ナッジ理論には、「EAST」「MINDSPACE」「CAN」といったフレームワークがありますが、今回は簡便でわかりやすい「EAST」を深堀りしてみたいと思います。「EAST」とは、Easy（簡単）、Attractive（魅力的）、Social（社会的）、Timely（タイムリー）の頭文字をとったもので（**表1**）[4]、英国の Behavioural Insights Team（BIT）が提唱しています[4-7]。

Easy（簡単）

　人は情報が多過ぎたり、手続きや手順が複雑だと面倒だと感じてしまい、行動が阻害されます。そのため、内容を理解しやすくしたり、手続きや手順を簡単にして実行しやすくすることが重要です[4,5,7]。

E-1　デフォルト機能の活用

　人は初めに設定されているデフォルトの状態をそのまま受け入れるほうが簡単だと感じます。そのため、望ましい選択肢をデフォルトに設定することで、選ばれる可能性が高くなります[4,5,7]。

応用例：がん検診の日付と検査項目を組み合わせて、いくつかのデフォルトにすることも一案です。受けたくない場合などの選択肢も考慮しましょう。また、社員食堂のおすすめ定食に、ヘルシー定食を加えることもお勧めです。ヘルシー定食がおすすめ定食としてデフォルトされることで、選択される可能性が高まります。

ポイント：デフォルトは対象が知らず知らずのうちに選択してしまうものです。デフォルトを使用する際は、個人や会社にとって損害を与えず、社会的に許容されるものかについて高い倫理観を持ち、多職種で熟考することが必要です[4-7]。

表1 EAST の 4 分野　11 のポイント

Easy（簡単）	E-1	デフォルト機能の活用
	E-2	面倒な要因を減らす
	E-3	手続きやフォーム、メッセージの簡素化
Attractive（魅力的）	A-1	関心を向かせる
	A-2	インセンティブを設計する
Social（社会的）	S-1	社会規範を示す
	S-2	つながり（ネットワーク）を利用する
	S-3	コミットメントを促す
Timely（タイムリーに）	T-1	適切なタイミングを見極める
	T-2	現在バイアスを踏まえる
	T-3	事前に対処行動を決めるよう促す

（文献 4 を参考に作成）

E-2　面倒な要因を減らす

応用例：健診／検診や健康教育などの申し込み手続きをWebにし、予約の手続きを簡単にすることで、受診率や参加率の向上が見込まれます。

E-3　手続きやフォーム、メッセージの簡素化

応用例：健康関連の教材、メールや通知文などは、①重要なメッセージを件名や冒頭にもってくる、②専門用語は避けて簡単な言葉を使う、③動作指示を具体的にする、④問い合わせ先を明確にする、⑤必要のない情報は思い切って削除するといったようにシンプルにすると、対象の反応がよくなります[5,6]。また、メールなどの内容は簡素化することで返信率が向上します[4,5,7]。面談の案内や健康診断の二次検査の受診勧奨のメールや通知文は文字数を減らし、簡素化するとよいでしょう。

健康イベントなどの参加申し込みは、Webを検討してみましょう。URLとQRコードをポスターに掲示することで、ポスターを見たその場で申し込むことができ、申し込みの手間を減らします（図1）[1]。

Attractive（魅力的）

Attractiveとは、行動したくなる要素を取り入れて関心を引くことです。

A-1　関心を向かせる

人は関心が向くと、行動する可能性が高まります。

応用例：健康教育の教材は画像、色、個別化されたものを使用して魅力的なデザインに

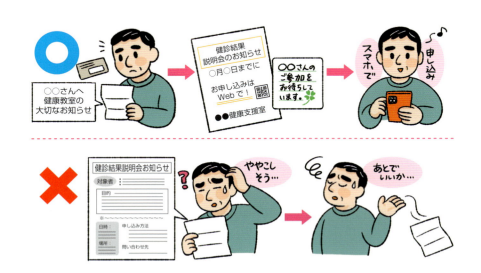

図1　説明会のお知らせにナッジを応用する

（文献1を参考に作成）

しましょう。また、二次検査や保健指導のお知らせの封筒に「○○さんへ」など相手の氏名をあえて記載することで、特別感を感じ、対象の関心を向かせることができます。手間はかかりますが、手書きのメッセージを付けて二次検査や保健指導の案内を送ることは、対象の感情や人間関係に訴えかけますので、受診行動の促進や面談率の向上が期待されます。「1万円相当のがん検診が無料」といったように、具体的な数値を用いて、メリットを際立たせる工夫も大切です。逆に「がん検診無料」と伝えると、無料＝質が悪いと捉えられかねません[4,5,7]。

A-2　インセンティブを設計する

応用例：インセンティブにより選択を誘導する…職場ごとに歩数を競争する取り組みは、ゲーム感覚で身体活動量を増やすことが期待されます。他の職場に勝つことで得られる満足感や優勝した職場への商品はインセンティブとなります[5]。実際に、職場対抗で歩数を競うウォーキングイベントが、従業員の歩数を促進した報告もあります[8]。

逆インセンティブにより選択を誘導する…人は得る喜びよりも失う痛みのほうが約2.5倍強く感じます[7]。この、失う痛みを強く感じる損失回避バイアスを応用した例に、八王子市が取り組んだ大腸がん検査受診率向上策があります。八王子市では、大腸がん検診未受診者の案内に、「①今年度受診すれば、来年度大腸がんキットを送る」というメッセージと、「②今年度受診しなければ、来年度大腸がんキットは送らない」というメッセージとの2つを送った結果、損失回避バイアスが働き、②のほうの受診率が向上しました[3,6]。

Social（社会的）

S-1　社会規範を示す

社会規範とは、社会や集団の価値観、行動、期待のことです。人は周囲の人々の行動や言動から影響を受けており、無意識のうちに社会規範に沿った行動をとっています。ナッジでは、この傾向を踏まえて、社会規範を示し、行動変容を促します[4,5,7]。

応用例：「○○事業場の9割の従業員の皆さんが、保健指導を受けています」というメッセージは、「9割も受けているのだから、自分も受けよう」と感じさせ、社会規範に沿った行動を促します[4,5,7]。

ポイント：一朝一夕にはできませんが、「健康診断の二次検査や保健指導を受けることが当たり前」といった規範意識を醸成させることは重要です。例えば、二次検査を受けることの必要性をトップダウンで通知してもらうことは、社会規範を醸成させることにつながります。

S-2　つながり（ネットワーク）を利用する

人は社会とのつながりを持ちながら社会生活を営んでいます。この、目で見えないつながりは、ソーシャル・キャピタルやソーシャル・サポートといった概念にも通じ、前

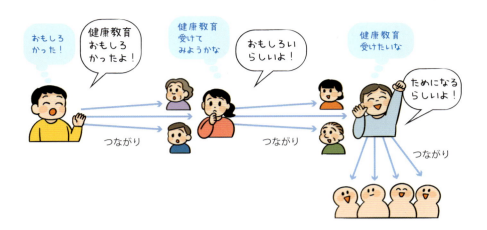

図2 従業員同士のつながりを応用する

者は健康の決定要因の一つであるとも言われています。ナッジでは、これらのつながりを視野に入れた介入を行います[4,5,7]。

応用例：部署ごとの歩数を競ったウォーキングラリーなどは、自分の歩く歩数が部署の利益につながるため、歩く歩数が増えることが期待されます。

ポイント：従業員同士のつながりを応用することで、参加率の向上が期待されます。従業員が「楽しい」「魅力的だ」と感じた健康教育や保健指導は、われわれが考えている以上に従業員の間で伝播しやすいものです。健診結果の説明会を職場ごとに開催したところ、従業員同士の口コミを通じて伝播し、数年後には100％の職場が参加した例もあります（図2）。

S-3　コミットメントを促す

将来やるべき行動をあらかじめ宣言してもらうことは（コミットメント）、対象者自身をその方向に仕向け、行動を促します[4]。

応用例：これは、多くの皆さんも取り入れていると思いますが、保健指導の際に対象者自身が行動目標を宣言し、その目標を紙に記入する方法も、ナッジを応用しています。また、あらかじめ達成できなかった際のペナルティを決めておくと、行動の達成率は高まります。一方で、無理に宣言を強制することは、倫理的な問題にもつながりますので注意が必要です[4]。

Timely（タイムリーに）

「鉄は熱いうちに打て」ということわざが示すように、タイムリーとは、よいタイミングで介入することです。同じ内容であっても、伝えるタイミングによって対象の受け止め方が違いますので、対象者の心の扉を開く瞬間を見極め、介入することが大切で

す [4,5,7]。

T-1　適切なタイミングを見極める

応用例：健康診断の結果返却日といえば、従業員が最も健康に関心があるタイミングだと言ってもよいでしょう。あえてこの日に職場をまわり、従業員が気軽に質問しやすい機会を設けることも一案です。これは、従業員が希望したタイミングで健康についてのアドバイスや保健指導を受けることになりますので、やらされ感が減り、健康行動の促進につながります。また、配偶者が妊娠したタイミングで、禁煙教室や禁煙外来を勧めることもよいでしょう。

T-2　現在バイアスを踏まえる

　人は将来の利益よりも目先の利益やすぐに得られる快楽に飛びつく「現在バイアス」を持っています。しかし、現在バイアスを理解して、将来のメリットとともに短期間で得られるメリットを示すことが必要です [4,7]。

応用例：禁煙することで肺がんやCOPDを予防できるといった将来のメリットを説明するとともに、「1週間禁煙できれば2,000円節約できる」といった短期間のメリットを説明することも効果的です [4]。

T-3　事前に対処行動を決めるよう促す

　人は自身で目標を立てることで、それを達成する可能性が高まります。新年の抱負などがイメージしやすい例でしょう。また、目標に向かうまでには、どのような困難や障壁があるかを予想して、あらかじめその対処行動を具体的に計画しておくことも重要です [4,5]。

応用例：減量を目指している人であれば、「職場で間食しないように、コンビニでお菓子を買わない」、禁煙中の人であれば、「休憩中は喫煙所には行かず、休憩所でコーヒーを飲む」といった対象行動が計画できます。対処行動は対象の生活や価値観などの背景要因をアセスメントした上で注意深く決定する必要があります。

ナッジ理論活用のポイント

　ナッジの応用例を活用しても、誰もが同じ反応を示すわけではないため、同じ効果が期待されるわけではありません [7]。効果を検証しながら、事業場に合った介入方法を試行錯誤していくことが重要です。

保健行動理論・モデル・技術を現場で応用するために

　保健指導の目的は、対象者の行動変容を促し、QOLが向上することで、豊かな職業生活を送ることができることにあります。健康行動理論やこれらを組み合わせたモデル、技術などは、これらの目的を達成するための強力な武器となることでしょう。しかし、

武器を持っているだけでは宝の持ち腐れとなってしまいますので、うまく使いこなせるためのトレーニングが必要となります。つまり、理論、モデル、技術は、その知識のみを学習すればよいというわけではなく、適切な場面で対象者に応用できる力を身に付ける必要があるということです。健康行動理論、モデル、技術の現場への応用は容易ではありませんので、うまくいかないこともあります。そのときは、「なぜうまくいかなかったのか」を自身やチームでリフレクション（内省）することで、成功と同じほどの学びを得ることができるでしょう。

引用・参考文献

1) 阿部誠．行動経済学．東京，新星出版社，2024（サクッとわかるビジネス教養）．
2) リチャード・セイラーほか．NUDGE 実践 行動経済学 完全版．遠藤真美訳．東京，日経 BP．2022．
3) 厚生労働省．受診率向上施策ハンドブック 明日から使えるナッジ理論．
https://www.mhlw.go.jp/content/10901000/000500406.pdf（2025 年 1 月 23 日アクセス）
4) 高橋勇太ほか．保健活動で使える！ナッジ：押さえておくべき基本と実践例．東京，医学書院，2023．
5) The Behavioural Insights Team. EAST: Four simple ways to apply behavioural insights. Revised and updated edition. 2024.
https://www.bi.team/wp-content/uploads/2014/04/BIT-EAST-handbook.pdf（2025 年 1 月 29 日アクセス）
6) 大竹文雄．あなたを変える行動経済学：よりよい意思決定・行動をめざして．東京，東京書籍，2022．
7) The Behavioural Insights Team. EAST: Four simple ways to apply behavioural insights.
https://www.bi.team/wp-content/uploads/2015/07/BIT-Publication-EAST_FA_WEB.pdf（2025 年 2 月 1 日アクセス）
8) 尾崎琴乃ほか．職場のウォーキングイベントの参加形態による歩数と行動変容ステージの変化．第 35 回日本産業衛生学会全国協議会講演集．214．

大森 美保

第3章 ❷ こんな場面で使える！知っておきたい理論と手法

5 認知行動療法

　私たち（ヒト）は目の前に起こっている出来事に対して、いつもなにかを感じたり考えたりしながら行動しています。それは、私たちの捉え方によって良いようにも悪いようにも認識することで、さまざまな事象に対応できる能力であるとも言えます。この認識のことを「認知」と呼んでいます。心理学において認知とは、「人間（ヒト）を情報処理システムと見なしている」という考えのもと、「ものを知ることに関するすべての機能、つまり、外界の状況を知ること（知覚）、経験したことがらを覚えておくこと（記憶）、問題の理解と解釈（思考）」[1]であると言われています。

　認知の一例として、夜道を一人で歩いているときに、物陰から「ガサッ！」と音が聞こえた際に皆さんはどのような考えが浮かぶでしょうか？ おそらく、多くの方々は、「何？ 誰かいるの？？」と、危険を感じることかと思います。中には「あら、だれか素敵な人が私を待ち伏せしているかも？」と考える人もいるかもしれませんが、この考えが浮かぶ方は少ないでしょう。私たちは目の前で起きた出来事に対して、とっさに浮かぶ考えやイメージ（自動思考）によって気持ちの変化や行動を起こす対応を無意識のうちにとっています。そして、この反応は多くの場合、身構える反応（防衛反応）であることが多いのです。先ほどのケースで、その後に物陰から猫が出てきたことを見たとたん「なんだ、猫か！」と安心することでしょう。これは「猫がいた」という情報が入ってきたことで、身構えていたときに感じた心配（問題）が解決したことで起きた変化です。私たちは自動的に発生した認知を、情報を得るという手探りの行動（手動的）を通じて問題解決できることで「認知の変化」を知らないうちに起こしているのです。

　この認知の修正を行動することで起こす精神療法を「認知行動療法」と呼ばれています。皆さんには、メンタルヘルス不調でお休みした方がリワークプログラムなどでこの療法を学び、職場復帰するケースによく遭遇するかと思います。最近では、健康な方にもこの手法を応用して、ウェルビーイングを実現する一つの手段として認識されています。認知行動療法を、「ネガティブをポジティブに変える」と理解されている方もおられるかもしれませんが、そうではなく、とっさに生じたネガティブな思考に対して情報収集し、正しく認識することで認知の変化が生じ、良くも悪くも認知が変化することにより、私たちが冷静に行動できるようになることにつながっているのです。

　保健指導は、対象者が自身の健康状態を認識した上で、健康に関する知識や情報を提

供し、病気の予防や健康で充実した生活を送ることを目的としています。ここでも対象者の認知に注目して、認知と行動の関係について保健指導を行う側が正しく理解しておくと、より効果的な指導ができるものと考えます。

　保健指導を受ける対象者としては、自分の弱点を言われるわけですから、当然身構えて臨むケースが多いでしょう。対象者がどのような認知でいるのかを、まずは私たちが知る（理解する）ことから始めることが大切です。その上で、対象者に今の健康状態やその後に起こること、そして改善に向けてできることなどを情報提供することで、対象者の認知の変化が起きれば、より効果的になるでしょう。効果的な保健指導としてさまざまな方法が挙げられていますが、対象者の認知に変化を起こすものがその本質ではないかと考えます。対象者が正しい情報を知ることで、問題解決に役立つ筋道の通った考えができるようになってきます。そうすると保健指導に抱くネガティブな感情が緩和し、対処能力が向上し、健康に関して自信がつき、自己肯定感も高まるでしょう。

　認知の変化を行うために行動し情報収集する際のポイントとしては、①「自分にはできない」といった、こころの中の障害物を取り除く、②よくない行動を減らすのではなく、楽しい行動ややりがいのある行動を増やしていく、③小さな活動から始めたり、具体的に可能な範囲で計画を立てるなど、できることから少しずつやる、④その行動に集中すること、⑤大きな喜びより、小さな喜びを積み重ねる、といったことが挙げられます[2]。指導する側がついつい問題ばかりに注目して、本人が行動を起こすことを妨げていることもありがちです。

　保健指導の実施者として心得ておきたいことは、①対象者の感情や行動は自己防衛反応が起きていると知り、共感的な寄り添いの気持ちを持って会話を心掛けて本人の緊張をほぐす、②緊張がほぐれた状態を作った上で情報提供を行い、本人が捉えた認知に変化を起こす手助けをすると自分で問題解決ができるようになる、③問題解決ができると自分を肯定的にとらえることにつながり、残った問題にも冷静に対処できるようになる、この3つであると考えます。

　私たちの認知と行動についての関係は、保健指導だけでなく、面談を行う際にも本人の考えや想いを引き出すことにつながります。このことは、双方にとってより具体的な会話ができることにつながり、信頼関係の構築に結びつきます。保健指導はヒト同士が行うものです。指導者として、今日からできることを行ってみてはいかがでしょうか？

引用・参考文献
1) 市川伸一ほか．認知心理学を知る．第3版．東京，ブレーン出版．1996．
2) 大野裕ほか．マンガでわかりやすい うつ病の認知行動療法：こころの力を活用する7つのステップ．東京，きずな出版，2015．

西 賢一郎

第3章 ❸ 健康維持の基本要素に関連する最新情報

1 運　動

健康づくりに運動は欠かせない

　身体活動や運動量の多い人は、少ない人と比較して循環器病、2型糖尿病、がん、ロコモティブシンドローム、うつ病、認知症などの発症・罹患リスクが低いことが報告されています[1]。健康づくりにおいて、厚生労働省「健康づくりのための身体活動・運動ガイド2023」では、**図1**の身体活動・運動が推奨されています[1]。

　運動不足になると、内臓脂肪が蓄積して生活習慣病を発症しやすくなります。定期的に運動することは、肥満やメタボリックシンドロームの予防に効果があります。また、ストレス解消や睡眠の質向上にもつながります。

有酸素運動と筋力トレーニングの効果

　有酸素運動はエネルギー消費量を増加させ、体脂肪を減少させます。また、全身持久

全体の方向性	個人差を踏まえ、強度や量を調整し、可能なものから取り組む 今よりも少しでも多く身体を動かす		
対象者[1]	身体活動		座位行動
高齢者	歩行またはそれと同等以上の（3メッツ以上の強度の）身体活動を1日40分以上（1日約6,000歩以上）（=週15メッツ・時以上）	**運動** 有酸素運動・筋力トレーニング・バランス運動・柔軟運動など多要素な運動を週3日以上【筋力トレーニング[2]を週2〜3日】	座りっぱなしの時間が長くなりすぎないように注意する（立位困難な人も、じっとしている時間が長くなりすぎないように、少しでも身体を動かす）
成人	歩行またはそれと同等以上の（3メッツ以上の強度の）身体活動を1日60分以上（1日約8,000歩以上）（=週23メッツ・時以上）	**運動** 息が弾み汗をかく程度以上の（3メッツ以上の強度の）運動を週60分以上（=週4メッツ・時以上）【筋力トレーニングを週2〜3日】	
子ども（身体を動かす時間が少ないこどもが対象）	（参考）・中強度以上（3メッツ以上）の身体活動（主に有酸素性身体活動）を1日60分以上行う・高強度の有酸素性身体活動や筋肉・骨を強化する身体活動を週3日以上行う・身体を動かす時間の長短にかかわらず、座りっぱなしの時間を減らす。特に余暇のスクリーンタイム[3]を減らす。		

＊1　生活習慣、生活様式、環境要因などの影響により、身体の状況などの個人差が大きいことから、「高齢者」「成人」「子ども」について特定の年齢で区切ることは適当でなく、個人の状況に応じて取り組みを行うことが重要であると考えられる。
＊2　負荷をかけて筋力を向上させるための運動。筋トレマシンやダンベルなどを使用するウエイトトレーニングだけでなく、自重で行う腕立て伏せやスクワットなどの運動も含まれる。
＊3　テレビやDVDを観ることや、テレビゲーム、スマートフォンの利用など、スクリーンの前で過ごす時間のこと。

図1 身体活動・運動の推奨事項一覧

（文献1より転載）

●スクワット：太もも（大腿四頭筋）、お尻（大臀筋）のトレーニング

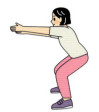 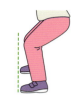

①足は肩幅より広めに開き爪先と膝を同じ向きにする

②膝が爪先よりも前に出ないようにお尻を引きながら体を沈める

＊膝が爪先よりも前に出ないように

●かかと上げ下げ：ふくらはぎ（下腿三頭筋）のトレーニング

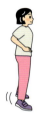

骨粗鬆症予防
むくみ予防

①足は腰幅に開き爪先と膝を同じ向きに

②かかとをゆっくり上げる

③かかとをゆっくり戻す

●もも上げ：太ももの付け根（腸腰筋）のトレーニング

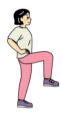

筋力とバランス能力を鍛えて転倒予防にも効果的！

①両足を腰幅に開き手は腰に置く

②太ももが床と平行になるくらいの高さまで上げてゆっくりおろす

③反対側も同様に行う

●タオルラットプルダウン：背中（広背筋）のトレーニング

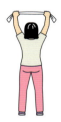 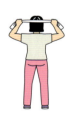

肩こりの方やデスクワークの方にお勧め

①タオルなどを両手で持ち上にあげる

②背中で肩甲骨を寄せるように肘を曲げる

③ゆっくり元に戻す

＊肘は伸ばしきらないように

●お尻上げ下げ：お尻（大臀筋）のトレーニング

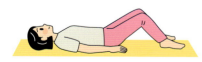

①仰向けになり膝を曲げ、足は腰幅に開く
　手のひらを下に向け、体の横に置く

②息を吐きながら、お尻から上げ息を吸って、体勢をキープ
③息を吐きながら、ゆっくりおろす

図2 手軽にできる筋トレ

表1 有酸素運動と筋力トレーニング

	効　果	種　目
有酸素運動	脂肪燃焼 持久力向上 生活習慣病予防	ウォーキング　ジョギング サイクリング　水泳　など
筋力トレーニング	筋肉量増加 基礎代謝増加	スクワット　腕立て伏せ　クランチ バックエクステンション　ラットプルダウン　など

力が向上し、生活習慣病の危険因子を改善します。筋力トレーニングを行うと、筋肉量を増やし、基礎代謝が上がり、太りにくくなります。また、身体機能および骨密度が改善し、高齢者では転倒や骨折のリスクが低減します[1]。特定の部位のみを鍛えるのではなく、胸・背中・上肢・腹部・臀部・下肢など、全身の筋肉をトレーニングすることが勧められます（**表1**）。

有酸素運動と筋力トレーニングとを組み合わせることで、減量や血糖値の改善、総死亡の相対リスクが低くなることが明らかになっています[1]。加えて、食後高血糖を予防するには食後に運動することが効果的で、血糖変動の幅を小さくすることが期待できます[2]。時間がない場合は、数分のウォーキングや筋肉トレーニングでも効果があります。

「運動する時間がない」「運動は大変」というのは保健指導の際によく聞く言葉で、運動を実行できない方が多くいます。さらに、コロナ禍以降、テレワークで座位時間が増えている方も多くなりました。日本は世界的に見ても座位時間が長い国です[3]。座位時間が長いと健康リスクも高くなります。日常の中で動くことを意識し、少しでも座位時間を減らすことが重要です。

疲労回復

疲れたときは、完全に体を休めるのではなく、軽い運動やストレッチなど適度な運動をすることで、疲労回復することができます（アクティブレスト）。**図2**に、時間がない、運動が定着しない、デスクワークが多い、そんな方が手軽にできる筋トレを紹介します。このとき、個人差（健康状態、体力レベルや身体機能など）を踏まえ、強度や量を調整し、可能なものから取り組むことが必要です。

引用・参考文献
1) 厚生労働省．健康づくりのための身体活動・運動ガイド 2023．
https://www.mhlw.go.jp/content/001194020.pdf
2) Abbott．わかれば変わる、血糖管理 血糖値キャラと上手に運動改善！
https://kettotrend.com/campaign_exercise/
3) スポーツ庁．"日本人の座位時間は世界最長「7」時間！座りすぎが健康リスクを高める あなたは大丈夫？その対策とは…"．
Web 広報マガジン DEPORTARE．2019 年 10 月 11 日．
https://sports.go.jp/special/value-sports/7.html

北野 佳美

第3章 ❸ 健康維持の基本要素に関連する最新情報

▶2 栄 養

　保健指導では、健康食品やサプリメントについて対応に困るケースがよくあります。全ての健康食品は医薬品ではありませんし、薬以上の効果が期待できるものでもありません[1]。特定保健用食品、栄養機能食品、機能性表示食品、特別用途食品は、他のいわゆる健康食品（一般食品）とは区別されています（図1）[2]。その区分の商品の特徴を知り、指導内容を考えます。

　特定保健用食品は、健康の維持増進に役立つことが科学的根拠に基づいて認められ、「コレステロールの吸収を抑える働きがあります」などの表示が許可されている食品です。表示されている効果や安全性については国が審査を行い、許可しています[1]。個人の健診結果、既往歴、現病歴をアセスメントして、目的に加えてその成分の科学的根拠、使用方法などを指導対象者に伝えます。

　栄養機能食品は、一日に必要な栄養（ビタミン、ミネラルなど）が不足しがちな場合、その補給・補完のために利用できる食品です。すでに科学的根拠が確認された栄養成分を一定の基準量含む食品であれば、国が定めた表現によって機能性を表示することができます[1]。ビタミンやミネラルの摂取量が、食事摂取基準の耐用上限量を超えないように指導することが大切です。

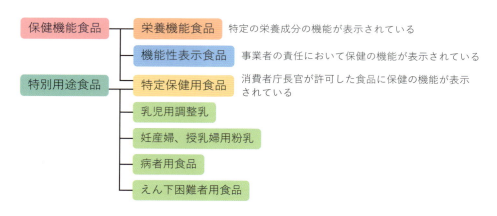

図1　栄養や保健機能に関する食品表示制度

（文献1より作成）

機能性表示食品は、健康の維持および増進に役立つという食品の機能性を表示することができる食品です。安全性の確保を前提とし、科学的根拠に基づいた機能性が、事業者の責任において表示されるものです。2024 年、機能性表示食品とされていた紅麹は、企業側の健康被害の報告の遅れが大きな被害につながりました[3]。

　特別用途食品は乳児の発育や、妊産婦、えん下困難者、病者などの健康の保持・回復などに適するという特別の用途について表示を行う食品です。特別用途食品として食品を販売するには、その表示について国の審査や許可を受けなければなりません[1]。医師、薬剤師、管理栄養士の指導のもとに使用する食品ですが、指導がない場合は、使用方法と利用目的を正しく伝えます。

　加工食品やサプリメントの形状の食品は、企業のホームページやパッケージなどを参考に、使用方法や科学的根拠を伝えます。一方、みかんやメロン、麦ごはんのような生鮮食品は、各種ガイドラインや糖尿病食品交換表、食事摂取基準を基に作成された食品構成表などに沿って量を伝える必要があります。

保健指導における注意事項

　健康食品を使用している方への保健指導における注意事項と順序は以下の通りです。

①摂取状況の聞き取り

　検査結果や問診票から、アセスメントの後、体の中で起こっていることを説明し、食事や運動、生活習慣の振り返りの中で健康食品をとる目的、量、タイミングを聞き取ります。

②該当食品について調査

　使用している健康食品の安全性を確認し、パッケージに表示してある一日当たりの摂取目安量、摂取の方法、摂取する上での注意事項などを伝えます。

③健診結果との関連を見る

　健診結果を悪化させるような原材料、栄養成分が含まれている場合や、複数の健康食品の成分が重なる場合は、摂取を減らすことを提案します。飲み始めたタイミングで肝機能が高くなっている場合には中止です。

④主治医や薬剤師の許可について確認

　薬を内服している人には、主治医や薬剤師の許可が得られているか確認し、未確認の場合は確認を促します。体調に異変を感じた場合は速やかに中止して医師に相談するよう伝え、健康食品の相談窓口または保健所へ情報提供を行います。

　つい、③と④から話を始めたくなりますが、そうすると対象者の意思を否定することになり、心を閉ざしてしまうケースもあります。①から丁寧に説明した後は、話を聞いてもらえる確率が上がります。

摂取している人の多い健康食品

プロテイン：糖と脂肪の量に注意

　蛋白質を補給する目的の栄養補助食品です。粉末タイプ、バータイプ、ゼリー飲料、ドリンクタイプなどがあります。一日当たりの蛋白質が食事と合わせて体重当たり2gを超えないようにすることが大切です。原材料に人工甘味料もしくは果糖ブドウ液などが含まれる場合は、糖代謝が悪化することもあり、別の商品に切り替えるか、使用を中止したほうがよいこともあります。バータイプなどの脂質量が多いタイプは、飽和脂肪酸が多く含まれている可能性があります。スポーツ選手（高校生以上）[4]や、食が細くなり十分に蛋白質がとれない高齢者にはお勧めすることもあります。

エナジードリンク：カフェインの過剰摂取に注意

　眠気覚ましや疲労解消を目的として使用される、カフェインを多く含む飲料です。農林水産省のホームページ[5]では、カフェインを過剰に摂取し、中枢神経系が過剰に刺激されると、めまい、心拍数の増加、興奮、不安、震え、不眠が起こり、消化器管の刺激により下痢や吐き気、嘔吐することもあり、長期的な作用として人によっては高血圧リスクが高くなる可能性があること、妊婦が高濃度で摂取した場合には胎児の発育を阻害（低体重）する可能性についても報告されています。WHOは妊婦に一日300mgを超えないように注意喚起しています。一日に複数本飲まないこと、アルコールと一緒に飲まないようにすること、妊婦はカフェインレスのものを選ぶことなどを伝える必要があります。睡眠のためには一日当たりのカフェイン摂取量が400mgを超えないようにします。血液中のカフェイン濃度が半分になるのに要する時間も3〜7時間と人によってばらつきがあるため、不眠気味の方には夕方にカフェインをとらないよう勧めます[6]。

　食生活は「主食、主菜、副菜を基本に、食事のバランスを」が基本です。健康食品も上手に利用して健康を維持していきたいものです。

引用・参考文献

1) 一般社団法人日本臨床栄養協会. NR・サプリメントアドバイザー必携 第6版. 東京, 第一出版, 2023.
2) 消費者庁. 栄養や保健機能に関する食品表示制度とは.
https://www.caa.go.jp/policies/policy/food_labeling/health_and_nutrition_labelling/
3) 厚生労働省. 紅麹関連製品に係る事案を受けた機能性表示食品制度等に関する今後の対応について. 2024.
https://www.mhlw.go.jp/content/12401000/001257977.pdf
4) 鈴木志保子. 理論と実践 スポーツ栄養学. 東京, 日本文芸社, 2018.
5) 農林水産省. カフェインの過剰摂取について. 2024.
https://www.maff.go.jp/j/syouan/seisaku/risk_analysis/priority/hazard_chem/caffeine.html
6) 厚生労働省. 健康づくりのための睡眠ガイド 2023. 2024.
https://www.mhlw.go.jp/content/001305530.pdf

西澤 千春

第3章 ▶ ❸ 健康維持の基本要素に関連する最新情報

3 睡　眠

健康増進における睡眠の重要性

　睡眠はあらゆる年代で健康増進に不可欠な休養活動で、不足すれば日中の眠気や疲労に加え、頭痛などの心身愁訴の増加、情動不安定、注意力や判断力の低下に関連する作業効率の低下などを起こし、引いては産業事故や交通事故などにつながりかねません。睡眠課題が慢性化すると、肥満、高血圧、2型糖尿病などの発症リスクの上昇や症状の悪化に関連し、死亡率の上昇にも関与することが明らかになっています。また、うつ病などの精神疾患でも発症初期から睡眠の問題が出現し、再燃・再発リスクを高め、睡眠の問題それ自体が精神障害の発症リスクを高めるという報告もあります。そのため、日常的に質（睡眠休養感）・量（睡眠時間）ともに十分な睡眠を確保することで心身の健康を保持し、生活の質を高めていくことが重要です。

日本人の睡眠をめぐる現状と政府レベルの動き

　しかし、残念ながら日本人の睡眠をめぐる現状はたいへん厳しく、OECD（経済協力開発機構）が2021年に公表したデータによれば、日本人の平均睡眠時間は7時間22分で加盟30カ国中最下位、全体平均より1時間も少ないのです。実際にわが国で睡眠に悩みを抱える方は日本人の約2,000万人に上ると推計されます。しかし、睡眠の質を測るスタンダードである終夜眠ポリグラフ検査（PSG）を行うことのできる施設数は全国で300ほどに過ぎません。患者さんがどの診療科にかかればよいのかわからないという課題もあります。

　こうした中、2024年は睡眠の改善に向けていくつかの動きがありました。2月の厚生労働省『健康づくりのための睡眠ガイド2023』（以下「睡眠ガイド」）のとりまとめを皮切りに、6月には同省が診療科名に「睡眠科」を追加する方針を固めたと報じられ、同月下旬には政権の重要課題や予算編成の方向性を示す「経済財政運営と改革の基本方針2024」（骨太の方針）に「睡眠対策」が入りました。石破茂首相も所信表明演説で睡眠に言及しました。このうち、睡眠ガイドは健康に関して指導的な立場にある方々に活用いただくことを想定したものですので、以下にポイントを解説します。

表1 睡眠の推奨事項一覧

全体の方向性	個人差を踏まえつつ、日常的に質・量ともに十分な睡眠を確保し、心身の健康を保持する

対象者	推奨事項
高齢者	・長い床上時間が健康リスクとなるため、床上時間が8時間以上にならないことを目安に、必要な睡眠時間を確保する ・食生活や運動などの生活習慣や寝室の睡眠環境などを見直して、睡眠休養感を高める ・長い昼寝は夜間の良眠を妨げるため、日中は長時間の昼寝は避け（30分以内）、活動的に過ごす
成　人	・適正な睡眠時間には個人差があるが、6時間以上を目安として必要な睡眠時間を確保する ・食生活や運動などの生活習慣や寝室の睡眠環境などを見直して、睡眠休養感を高める ・睡眠の不調・睡眠休養感の低下がある場合は、生活習慣などの改善を図ることが重要であるが、病気が潜んでいる可能性にも留意する
子ども	・小学生は9〜12時間、中学・高校生は8〜10時間を参考に睡眠時間を確保する ・朝は太陽の光を浴びて、朝食をしっかりとり、日中は運動をして、デジタル機器は寝室に持ち込まず、夜ふかしの習慣化を避ける

（文献1を一部改変）

健康づくりのための睡眠ガイド2023のポイント

　今回の睡眠ガイドが前回の「睡眠指針2014」から大きく変わった点は、まず目標として「睡眠休養感の確保」を掲げ、睡眠の「質」の確保に加え、新たに適正な睡眠時間、すなわち睡眠の「量」の確保をターゲットとしたことが挙げられます。そしてこの目標に向けて、成人・子ども・高齢者とライフステージ別に一定のエビデンスのある推奨事項をとりまとめたことです（**表1**）。睡眠休養感とは、睡眠で休養感が得られているかという自覚的な評価で、特定健診の項目として睡眠関連で唯一入っているものです。

　睡眠時間は、20〜59歳の勤労世代は6〜9時間、60歳以上は6〜8時間が推奨されています。睡眠休養感の目標として、睡眠で休養が取れている者の割合を2032年に20〜59歳は75％（2019年現在70.4％）まで、60歳以上は90％（同86.8％）まで上げ、睡眠時間では、睡眠時間を十分に確保できている者の割合を、20〜59歳（同53.2％）と60歳以上（同55.8％）のいずれも60％まで上げることとしています。

　欧米の研究において、睡眠休養感の低下は自分自身が健康であると感じる度合いの低下と最も強く関連し、身体機能、認知機能、感情の不安程度とも関係する、あるいは休養感が低下するとうつを発症しやすいとされています。日本の追跡調査でも、睡眠休養感が低下すると心筋梗塞、狭心症、心不全などの心血管疾患、糖尿病、高脂血症などの代謝機能障害などを起こしやすいとされています。

睡眠休養感を高めるには

　睡眠休養感を低下させるものとして示されるのは、①睡眠不足、②仕事などによる日

中のストレス、③就寝直前の夕食、夜食、朝食抜き、早食いなどの食習慣の乱れ、④運動不足、歩行速度の遅さなどの運動習慣の不良、⑤糖尿病、高血圧、がん、うつ病の慢性疾患などです。睡眠時間は長すぎても短すぎても死亡リスクが高まります。成人・現役世代では7時間前後の睡眠時間の人が生活習慣病やうつ病の発症および死亡リスクが最も低く、6～8時間の睡眠時間が適正だというエビデンスが示されています。

もうひとつは床上時間ですが、成人（20～59歳）では睡眠時間が短いほど死亡リスクが高い一方、逆に65歳以上では8時間以上床に就くこと自体が死亡リスクを高めます。それでも、それぞれ睡眠休養感が高い場合には死亡リスクはそれほど高まりません。

目標達成のためには、まずは①良質な睡眠のための環境づくり、②運動、食事などの生活習慣と睡眠、③睡眠と嗜好品が重要です。そしてこの①～③をコントロールしてもなお改善しない場合は、④睡眠障害が隠れている可能性があります。新しい睡眠ガイドでは、⑤妊娠・子育て・更年期と睡眠健康、⑥就業形態と睡眠の課題（交代制勤務など）も取り上げられています。

産業保健看護職の皆さんに期待すること

残念ながら日本人の睡眠不足の傾向は依然悪化のトレンドが続いています。2024年11月に厚生労働省が結果を公表した「令和5年国民健康・栄養調査」によれば、睡眠で休養がとれている者の割合は、2009年以降最も大きかった2012年の83.7％から、2023年は73.1％と10％以上も下落し、全年齢層で減少傾向です。

産業保健看護職、企業などの人事労務担当者、産業医はじめ生活指導を行う地位にある皆さんにおかれては、本ガイドを活用いただき、睡眠の改善に向けて国民一人ひとりの生活状況やニーズに合わせた取り組みを大いに期待しています。

引用・参考文献
1) 厚生労働省. 健康づくりのための睡眠ガイド 2023. 2024.
   https://www.mhlw.go.jp/content/001305530.pdf

内村 直尚

第3章 ❸ 健康維持の基本要素に関連する最新情報

4 アルコール

過剰なアルコール摂取対策の重要性

　過剰なアルコール摂取は公衆衛生上の大きな課題です。日本では、男性で40g/日以上、女性で20g/日以上の純アルコール摂取量（以下、飲酒量）を「生活習慣病のリスクを高める飲酒量」と定義しており、2023年には2010年と比較して上記の量を飲酒する人の割合は、男性では増減がなく、女性では有意に増加したと報告されています[1]。厚生労働省による「21世紀における国民健康づくり運動（健康日本21）」の重要な目標の一つは、生活習慣病のリスクを高める量の飲酒者を減らすことであり、その達成のためには、産業保健領域を含めた追加の対策が必要です。本稿では、産業看護職が知っておきたい2つのガイドラインを取り上げます。

健康に配慮した飲酒に関するガイドライン

　2024年2月に厚生労働省から公表された「健康に配慮した飲酒に関するガイドライン」は、国民全体を対象とし、「純アルコール量」を基準に飲酒頻度や1日飲酒量をコントロールすることや、飲酒量を少しでも減らすほうが健康に配慮できるという研究データがそろってきていることが端的にまとめられています[2]。このため、適量や適正飲酒という言葉は使われておらず、個々人の可能な範囲で飲酒量を減らすことが求められています。「休肝日」という言葉が使われていないことも注目ポイントです。飲まない日を作ることは、依存症予防の点から重要であることが記載されています。

健康診断および保健指導におけるアルコール健康障害への早期介入に関するガイドライン

　前述の国民全体に向けての情報発信を受けて、職域における効果的な健康診断および保健指導のあり方について記載した保健師ら向けのガイドラインが、2024年3月に筑波大学から公表されました[3]。その概要を 図1 に示し、以下、解説していきます。
　過剰飲酒によるアルコール健康障害は200種類以上とされますが、今回は特定健康診査での対応を想定した高血圧や脂質異常症などの生活習慣病、肝機能障害などを取り上げています。さらに、企業における健康経営の考えを意識し、過剰飲酒によるアルコー

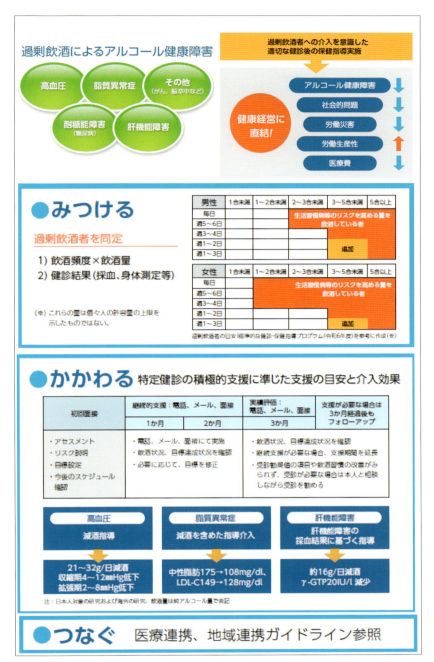

図1 健康診断および保健指導におけるアルコール健康障害への早期介入に関するガイドラインの概要

（筆者作成）

ル健康障害への対策を行うと会社にとってどんなメリットがあるかを、非医療者である役員などの意思決定者にもわかりやすいように5つのポイント（アルコール健康障害・社会的問題・労働災害・労働生産性・医療費）にまとめました。

　図の右半分は、具体的な保健師としての対応手順になります。こちらは標準的な特定

健康診査の流れに沿ったもので、飲酒頻度、1日飲酒量を把握し、リスクが高い飲酒に該当するようであれば減酒指導をしていきます。ここでのポイントは2点あります。1つ目は、これまでAUDIT（アルコール使用障害同定スクリーニングテスト）などを用いて、アルコール依存症が疑われる従業員をこの時点で同定し、専門医療機関などに紹介する流れが標準的とされてきましたが、実施している企業が非常に少なく、飲酒量が多い従業員を見つけたら減酒指導をまずはしてみる、という手順に切り替えています。

　2つ目は、保健指導だけでどのくらい高血圧や脂質異常症、肝機能障害などが改善するのかという知見のまとめです。保健指導を頑張ると、どれくらい成果があるかがわかったほうが、保健師としてのやりがいにもつながります。高血圧は減酒によって1〜2週間で降圧効果が期待でき、1日飲酒量が45〜68グラム（5%ビール500mL2〜3本程度）の集団において、アルコール指導のみで収縮期血圧が3.6〜11.8mmHg、拡張期血圧が1.9〜7.8mmHg低下します。脂質異常症は、減酒だけでなく体重管理・食事指導など生活習慣全般への介入効果になりますが、12週間後に中性脂肪が174.6から108.3mg/dLに、LDL-Cが149.3から127.6mg/dLに減少しました。肝機能障害においても、採血結果を元にした指導で、平均11グラム／日の飲酒量減少が見られ、γ-GTPも19.7 IU/L減少が見られています。

アルコール指導のポイント

　効果的なアルコール指導のエビデンスとしては、①飲酒のメリットやデメリットについて話し合う、②飲酒記録をつけてもらい記録を元にフィードバックする、③飲酒のきっかけを把握し減少・回避を図る、④ノンアルコール飲料などをうまく活用する、⑤アルコール体質（遺伝子検査など）に基づいた指導を行う、などの方法があります[4-6]。飲酒のメリットの話から、「なぜ飲酒しているのか」の理由を把握し、より効果的な指導につなげることも可能です。

引用・参考文献

1)　厚生労働省. 令和5年 国民健康・栄養調査結果の概要. 2024.
　　https://www.mhlw.go.jp/content/10900000/001338334.pdf（2025年3月4日最終アクセス）
2)　厚生労働省. 健康に配慮した飲酒に関するガイドラインについて. 2024.
　　https://www.mhlw.go.jp/stf/newpage_38541.html（2025年3月4日最終アクセス）
3)　吉本尚. アルコール健康障害に係る地域医療連携等の効果検証および関係者連携会議の実態調査に関する研究. 厚生労働省令和5年度障害者総合福祉推進事業. 2024.
　　https://rdcli.md.tsukuba.ac.jp/resource/（2025年3月4日最終アクセス）
4)　Howlett, N. et al. A systematic review and behaviour change technique analysis of remotely delivered alcohol and/or substance misuse interventions for adults. Drug Alcohol Dependence. 239, 2022, 109597.
5)　Yoshimoto, H. et al. Effect of provision of non-alcoholic beverages on alcohol consumption: a randomized controlled study. BMC Medicine. 21 (1), 2023, 379.
6)　Owaki, Y., Yoshimoto, H. (Corresponding author) et al. Effectiveness of genetic feedback on alcohol metabolism to reduce alcohol consumption in young adults: an open-label randomized controlled trial. BMC Medicine. 22 (1), 2024, 205.

吉本 尚・菊地亜矢子

第3章 ▶ ❸ 健康維持の基本要素に関連する最新情報

5 喫 煙

喫煙の状況と禁煙意思の有無

「健康日本21（第三次）」の目標に喫煙率の減少（喫煙をやめたい者がやめる）が掲げられており、目標値は「20歳以上の者の喫煙率12%」とされています[1]。また、「令和5年国民健康・栄養調査」によると、現在習慣的に喫煙している者の割合は15.7%（男性25.6%、女性6.9%）であり、直近10年間で男女とも有意に減少しています。また、現在習慣的に喫煙している者のうち、たばこをやめたいと思う者の割合は20.7%（男性19.7%、女性23.9%）となっています[2]。

禁煙外来の現状と今後の見通し

2021年6月に医療用禁煙補助薬チャンピックス錠®が出荷停止になって以降、一時ニコチネル®TTS®も品薄となる経過をたどりました。日本禁煙学会が全国の病院およびクリニックの計約100施設の禁煙外来を対象に実施した調査によると、5割が休止もしくは閉鎖されていたことが報告されています[3]。しかし2024年8月、ファイザー株式会社より2025年度上半期に出荷再開を目指しているという情報提供があったことから[4]、今後、禁煙支援の選択肢の広がりが期待されます。

たばこを「やめたい」「やめたくない」を支援する

1) たばこを「やめたい」対象者への支援

禁煙したい気持ちが芽生えたとしても、心の中では禁煙することの価値とたばこを吸い続けることの価値とが綱引きをしている状態です。このときの「禁煙したいけど、たばこを吸い続けたい」という心理を「両価性：アンビバレンス」と呼びます。

関わり方のポイント

①禁煙に対する気持ちをオープンド・クエスチョンで尋ね、否定せず共感的な態度で接する

②たばこをやめたい気持ちを含んだ言葉を引き出す

声かけのポイント

チェンジトークを増やす質問が効果的です。

「たばこのない生活は、どのような良いことがありそうですか？」（価値やゴールを探る）

「たばこをやめていた期間の体調はいかがでしたか？」（過去の質問）

「たばこをやめると、どんな良さそうなことがあるでしょう？」（未来を展望する）

「肺年齢が実年齢より高いです。この結果をどのように感じますか？」

（アセスメントのフィードバック）

2）たばこを「やめたくない」対象者への支援

　禁煙に関心のない時期は、禁煙にまつわる助言に対し「ああ言えばこう言う」といった形で心理的抵抗を示し、反論することが多く、言えば言うほど頑なに禁煙することを拒否します。たばこをやめることに全く価値を感じず、禁煙への負担ばかりを感じる状態です。この時期にたばこの害などのリスクを伝えるのは逆効果です。

関わり方のポイント

①相手の気持ちを十分に受け止め、共感的な態度をとるようにする

②正したい反射（相手が間違ったことを言うと反射的に正したくなること）を自覚し、言動に
　注意を払う

③相手が少しでも話を聞いてくれるタイミングがあれば、いつか禁煙したくなったときに役立
　つ情報提供を、相手の了解を得て行う

声かけのポイント

　共感と同意の違いに注意しましょう。また、指摘したくなる気持ちを抑えることも大切です。

　　対象者「ストレスがかかるからたばこを吸っている」

　　支援者「そうですよね、みんなそうしていますし、私もそうすると思います」

　　　　　⇒×（同意・同感）

　　支援者「なるほど、吸いたいと思うほどいつもストレスがかかるのですね」

　　　　　⇒○（共感・確認）

　　支援者「たばこは体に悪いです」「たばこをやめることがあなたのためです！」

　　　　　⇒×（正したい反射）

　情報提供は、以下の順序で行うとよいでしょう。

Step1　対象者から引き出す

「たばこを卒業する方法について、どのようなことを聞いたことがありますか？」

（開かれた質問）

Step2　対象者に許可をとる

「それでは私から少しお伝えしてもいいですか」

Step3　情報提供を行う

「禁煙外来を利用する方法もありますし、薬局で貼り薬やガムを買って、試してみることもできます」（選択肢の提示）

表1	たばこを「絶対にやめない」という対象者への支援のコツ
心得1	真っ向勝負しない
心得2	対象者の実現したいことや大切な人を探る
心得3	対象者の心に引っかかるようにつぶやく

Step4　対象者から引き出す

「今の話を聞いてどう思われましたか？」（開かれた質問）

3）「絶対にやめない」という対象者への支援

たばこを「絶対やめない」という対象者に対して、禁煙への抵抗感が強く、何を伝えたらいいかわからない、どのような返答が正解なのだろう……？と思ったことはありませんか？ 支援のコツは、あえてたばことは関係のない話題を広げること、対象者の価値観を捉えた上で、相手の心に引っかかるものを残すことです（表1）。

対象者「65歳で定年を迎えたら、妻と一緒に海外旅行に行きたい」

支援者「とても素敵ですね」（本心・本音で向き合う）

対象者は未来に気持ちが向き、ポジティブな発言が出てくる

支援者はラポールの形成を見極める（アイコンタクトやうなずきなどを駆使し、信頼の獲得に努める）

支援者「健康に行けるかなぁ……」（心配な気持ちをつぶやく）

まとめ

禁煙という言葉自体が喫煙者の心理的抵抗感につながることもあるため、「たばことの付き合い方」「たばこを卒業する」「たばこを休んでみる」「卒煙する」などに言い換えることもお勧めです。対象者の可能性を信じて、支援を続けていきましょう。

引用・参考文献

1) 厚生労働省. 健康日本21（第三次）の概要. 2023.
https://www.mhlw.go.jp/content/10904750/001158810.pdf
2) 厚生労働省. 令和5年国民健康・栄養調査結果の概要. 2024.
https://www.mhlw.go.jp/content/10900000/001338334.pdf
3) "禁煙外来調査、5割が休止・閉鎖：チャンピックス出荷再開で復活なるか". 日刊薬業. 第16450号. 2024年10月30日.
http://www.jstc.or.jp/uploads/uploads/files/information/202410NIKKAN.pcf
4) ファイザー株式会社. チャンピックス錠 出荷停止継続ならびに出荷再開に向けた承認事項一部変更承認申請のお知らせ. 2024.
5) 日本禁煙学会. 医療用禁煙補助薬欠品状況における外来禁煙治療の手引き 2022年9月版. 2022.
http://www.jstc.or.jp/uploads/uploads/files/essay/20220924_4.pdf
6) 日本医師会. 禁煙推進Webサイト 禁煙は愛.
https://www.med.or.jp/forest/kinen/

飯尾 素代

第3章 ❹ 特別なニーズを持つ労働者への支援

1 工場勤務の労働者への健康支援

工場勤務の実態と勤務者に共通した特徴

　皆さんは、工場勤務の労働者というと、どのようなイメージをお持ちでしょうか。工場とは「一定の機械を設備、使用して、多数の人が継続的に商品の製造や加工に従事する所。こうば。工業場」と定義されており[1]、製造業の拠点であるとされています。製造業の就業者数は 2023 年には 1,055 万人、全産業における製造業の就業者割合は 15.6％で、わが国では一番就労者が多い産業です[2]。

　産業中分類別の構成比では「食料品製造業」が最も多く、次いで「輸送用機械器具製造業（自動車、鉄道など）」「生産用機械器具製造業（工場設備など）」が続いており（図1）[3]、製造しているものが異なると工場の構造や作業環境は大きく異なります。例えば、オートメーション化が進んだ工場ではモニターの確認が主な作業になりますし、非常に微小なゴミ・ホコリでも不良となってしまう製品を製造している場合はクリーンルーム内での作業になります。また、手作業が主体の工場では体を動かす作業が多くなります。工場勤務者は一般的には製造ラインに入っている場合が多いですが、工場長や事務作業者など、製造ライン以外の作業を行っている方もいます。

　このように、一言で工場勤務者といっても作業内容はさまざまですが、一方で、工場

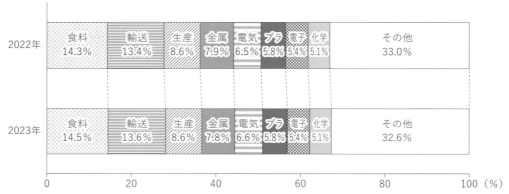

＊従業者数については、個人経営を含まない
＊従業者数の調査時点については2023年6月1日現在である

図1 産業中分類別従業者数の構成比（全事業所）

（文献3より転載）

勤務者、特に製造ラインで作業している方には以下のような共通の特徴があります。

①機械に合わせた作業

工場では「一定の機械を設備、使用」するため、労働者は機械の稼働に応じて作業を行う

②標準化された作業

多数の人が継続的に作業するため、規則やマニュアル、SOP（Standard Operating Procedures；標準作業手順書）に基づいて業務が進められる

③時間的制約

24時間稼働する工場ではシフト勤務が導入されるなど、勤務時間が厳格に管理されており、勤務中の自由な時間の確保が難しい場合がある（→第3章④-2「交代制勤務者への健康支援」）

工場勤務者への保健指導

産業保健看護職が保健指導を行う際は、健康診断結果だけではなく、以下の情報を事前にアセスメントした上で面談を実施することが求められます[4]。

・勤務形態：日勤勤務、交替勤務、パート勤務　など

・労働時間：残業時間、休日出勤の有無　など

・作業内容：デスクワーク、重筋作業、研究業務、機械操作　など

・職場環境：暑熱職場、騒音職場、化学物質などを取り扱う作業　など

・その他：生産状況（繁忙期、生産トラブルの頻度）、定期修理　など

特に工場勤務者の場合、多数の人と一緒に一日の大半を工場内で過ごすため、作業内容や職場環境の把握が重要です。情報把握の方法には次のようなものが考えられます。

・従業員との面談：作業内容や職場環境について従業員の話を聞きながら理解を深める

・巡視記録・作業環境測定の活用：産業医や衛生管理者の巡視記録、安全パトロールの報告、作業環境測定の結果を確認し、現場の状況を把握する。産業医や衛生管理者の巡視に同行し、作業環境を実際に体感する

産業保健看護職は労働と健康のバランスをとることを常に意識して、工場勤務者が今の生活・働く環境の中で実行可能な健康行動を決定できるよう支援することが求められます。工場勤務者はものづくりのプロである一方で、健康情報の知識は必ずしも十分とは限りません。特に、何度も保健指導を受けているリピーターに対し、私たち産業保健看護職は以前伝えた知識は当然知っているものだと思いがちですが、工場勤務者は製品のことは考えていても、保健指導内容について常に意識しているとは限りません。私たちは保健指導のプロとして、一般的な言葉に置き換えて説明することを心がけましょう。最近では工場に外国人労働者も多く働いています[5]。そのような方たちには、やさしい日本語を使って保健指導を行えるようにしましょう[6]。

工場で使われている共通言語、例えば、「ご安全に」は、工場勤務者の間でよく使われている挨拶の一つですが、保健指導の開始・終了時に「ご安全に」を使うと、産業保健看護職をより身近な人物と感じてもらえるようになります。

保健指導を行う中で、複数の工場勤務者に共通する健康課題が見られ、それが作業内容や作業環境に影響を及ぼしている、またはその可能性がある場合は、産業医に限らず、上司、工場長、衛生管理者、人事担当者、労働組合などの関係者と連携し、職場環境や作業内容の改善につなげていきましょう。

「ご安全に」！

参考文献
1) 日本国語大辞典第二版編集委員会．日本国語大辞典 第二版．東京，小学館，2001．
2) 独立行政法人労働政策研究・研修機構．"産業別就業者数（男女計、就業者数計＝6,747万人、2023年平均）"．統計情報：早わかり グラフでみる労働の今：産業別就業者数．2024年2月21日更新．
https://www.jil.go.jp/kokunai/statistics/chart/html/g0004.html
3) 総務省・経済産業省．2023年経済構造実態調査二次集計結果 製造業事業所調査 結果の概要．2024，4．
https://www.meti.go.jp/statistics/tyo/kkj/pdf/seizo_gaikyo2023.pdf
4) 帆苅なおみ．"活動論IV 産業保健看護活動の実際 4 健康管理 2 保健指導，健康相談"．必携 産業保健看護学：基礎から応用・実践まで．公益財団法人日本産業衛生学会産業保健看護部会編．東京，公益財団法人産業医学振興財団，2023，253-8．
5) 経済産業省・厚生労働省・文部科学省．2024年版ものづくり白書（ものづくり基盤技術振興基本法第8条に基づく年次報告）．2024，44．
6) 出入国在留管理庁・文化庁．在留支援のためのやさしい日本語ガイドライン．2020．
https://www.bunka.go.jp/seisaku/kokugo_nihongo/kyoiku/pdf/92484001_01.pdf

福田 裕子

第3章 ▶ ❹ 特別なニーズを持つ労働者への支援

2 交代制勤務者への健康支援

　交代勤務や夜勤は、医療、警察、交通、物流、製造業など、24時間体制で業務を継続するために不可欠な勤務形態です。近年では、グローバル化や24時間消費社会の拡大、労働力不足の影響により、交代勤務の需要がさらに高まっています。しかし、交代勤務は生活リズムを乱しやすく、体内時計の調整が難しくなることで、睡眠障害や消化器系疾患、心血管系疾患、代謝性疾患などの作業関連疾患の発症や悪化、さまざまな健康障害のリスクを増大させます。また、精神的ストレスが蓄積されることで、うつ病や不安障害の発症リスクも高まります。これらの健康問題が悪化すると、欠勤や業務効率の低下、生産性の減少、さらに医療費や保険料の増加といった、企業全体への経済的負担も大きくなります。このような背景から、労働者自身、現場の上司である管理監督者、企業の安全衛生体制、そして産業看護職を含む産業保健チームが連携し、適切な支援策を実施することが不可欠です。

労働者本人の健康管理

　交代勤務者が健康を維持するためには、労働者自身による生活習慣の確立が重要です。具体的には、①十分な睡眠を確保するための環境整備、②栄養バランスのとれた食事、③適度な運動、④仮眠などによる疲労回復を行うことが求められます。特に持病がある場合は、主治医と連携しながら無理のない勤務形態を検討することが必要です。セルフケアの徹底により、交代勤務による健康リスクは軽減可能です。産業看護職は、労働者がこれらの対策を理解し、実行できるよう労働衛生教育を行い、必要な支援を提供する役割も担います。

参考事例：生活習慣の課題とその改善策

・炭水化物に偏った食事…食堂メニューが合わない、または食堂に行くのが面倒といった理由から、おにぎり、カップ麺、菓子パンなど糖質主体の食事に偏る傾向があります。栄養バランスを意識した食事の重要性を教育で強調しましょう。

・夜勤時の飲料選択…夜勤中には砂糖入り飲料やエナジードリンクの摂取が増える傾向にあります。これらが健康に与える影響についても、健康教育の中で適切に指導しましょう。

交代勤務を行う職場の上司（管理監督者）への支援

　交代勤務者の健康管理には、上司の積極的な支援が不可欠です。具体的には、①無理のないシフト調整や連続夜勤の回避、②十分な休息期間の確保、③定期的な面談や日常の声かけを通じた健康状態の把握の取り組みが求められます。労働者の体調に異常が見られた場合は速やかに産業保健チームへ連絡・相談する体制を整えることが重要です。産業看護職は管理監督者向けのマネジメント教育を通じて部下の健康管理に関する適切な指導を行う役割も担います。

企業の安全衛生体制

　企業は安全配慮義務に基づき従業員が安全かつ健康に働ける環境を提供する必要があります。具体的には、①定期健康診断やメンタルヘルス支援体制の整備、②健康診断で血圧や心電図、血糖値などに異常が見られた場合の就業制限の検討です。就業制限を実施する際には、産業保健チーム、労働者本人、上司、人事部門が連携し、十分な情報共有と協議を行いながら合意形成を行うことが重要です。

　具体的な就業制限の基準や手順が未整備の場合は、産業保健チームが中心となって、厚生労働省の「労働安全衛生マネジメントシステム」[1] や、日本産業衛生学会のガイドラインを参考に、具体的な対応策を策定することが必要です。これにより、労働者が安全かつ健康に業務を遂行できる環境が確実に整備されます。

職場環境整備

　夜勤勤務者が健康に働くためには、職場環境の整備も重要です。具体的には、①栄養バランスに優れた食堂メニューの提供、②快適な休憩スペースや仮眠室の整備、③夜勤時の巡視体制の確立による安全性向上です。さらに、労働組合との連携を強化し、現場の意見を取り入れた環境改善を進めることで、従業員の健康リスク軽減と生産性向上に寄与します。企業内で食堂懇談会や夜勤巡視が実施されている場合は、産業看護職も積極的に参画し、現場の状況を把握・報告・意見交換することも重要です。

参考事例：夜勤時の食事メニュー改善

・主菜（蛋白質）と副菜（野菜）のバランスを考慮した食事が推奨されます。

・揚げ物ではなく消化に良いメニューを選ぶことが望ましいです。会社や食堂と協力しメニューや提供する食品の改善を継続的に検討していきましょう。

医療機関との連携

　交代勤務に従事しながら治療が必要な従業員に対しては、主治医との連携が極めて重

表1 交代制勤務者の支援における産業看護職の役割

1. 産業医、上司、人事、労働組合との密接な連携
2. 定期健康診断の結果や個別面談、健康相談を通じた健康状態の評価
3. 就業制限や業務内容の調整の提案
4. 健康教育や面談を通じてセルフケアの指導
5. 職場環境整備の支援

要です。具体的には、①定期健康診断で得た情報をもとに治療が継続されているかを確認する、②必要に応じて就業制限や業務内容の調整を実施することです。また、従業員が自己判断で治療を中断しないよう、産業看護職が定期的に指導することも必要です。

参考事例：ADHD 治療中の従業員への対応

・注意欠如多動症（ADHD）の治療で薬剤を内服している従業員…コンサータ® には強い覚醒作用があり、交代勤務による睡眠リズムの乱れが不眠リスクを増大させます。勤務開始後は主治医と連携し、服薬タイミングや副作用の確認、勤務状況に応じた対応を随時見直すことが重要です。

まとめ：産業看護職の役割

産業看護職が担う役割について 表1 にまとめました。これらの取り組みにより、作業関連疾患の早期発見および悪化防止を目指します。

参考文献
1) 厚生労働省・中央労働災害防止協会. 労働安全衛生マネジメントシステム. 2019.
https://www.mhlw.go.jp/content/11200000/000591673.pdf
2) 岩崎明夫. 交替勤務とその対策：健康と生活への影響と管理のポイント. 産業保健21. 98 (10), 2019, 14-7.
3) 河野啓子. "第4章 産業看護職に必要な労働衛生の知識 4 勤務制". 産業看護学 2019 年度版. 東京, 日本看護協会出版会, 2019, 70-1.

市丸 麻衣子

第3章 ❹ 特別なニーズを持つ労働者への支援

3 海外赴任中の労働者への健康支援

はじめに

　海外勤務は、医療、生活環境、業務内容の変化などから、心身の不調に陥るリスクが高まります。そのため海外現地勤務者への健康支援には特別な配慮が必要です。当社のエンジニアリング事業では、産業医による海外現地訪問に産業看護職も同行し、産業保健チームとして取り組んできました。本稿ではその実際について紹介します。

　当社のエンジニアリング事業においては、海外の石油化学プラント、肥料プラント、火力発電プラント、交通システムなどのEPC事業（プロジェクトの企画、設計、調達、建設工事などの一連の業務を一括に請け負うサービス）を展開しています（図1）。海外現地で働く従業員が健康と安全を保持できるよう、産業看護職として支援できることがたくさんあると考えます。

海外派遣者への健康支援と海外現地巡回訪問

　海外派遣期間が6カ月以上の派遣者には、派遣前の健康診断（表1）、産業医面談、派遣前教育（表2）を実施しています。また、海外現地を産業保健チームで訪問する機会もあります。産業看護職の海外現地の訪問は、プロジェクトの責任者からの要請を受けて実施することがほとんどで、そこには出張者の健康状態の確認、産業看護職にこ

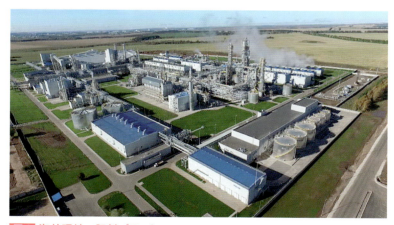

図1 海外現地の肥料プラント

表1 当社における海外派遣者の健康診断

派遣前健康診断	日帰り人間ドックの基本コース（本人の健康状態、派遣までの期間により帰国後健康診断と同項目で可能と判断することもある）
帰国後健康診断	労働安全衛生規則第45条の2に基づいた健診項目に以下の項目を追加 ・HbA1c ・クレアチニン ・尿酸 ・eGFR （派遣先の状況により糞便塗抹検査を追加）

表2 海外派遣前教育の内容

・海外派遣前健康診断について
・派遣先での感染症予防など生活面での注意点
・予防接種の推奨
・生活習慣病対策
・事前の歯科治療の必要性
・お勧め持参医薬品
・メンタルヘルスについて
・滞在中に病気になったときの対応
・困ったときのホットライン（産業医、保健師の連絡先）
・医療アシスタンスサービスについて
・帰国後の健康診断について

そ話せる出張者の生の声を聞いてほしいという思いがあります。その思いを受けて、私たちは現地を訪問しています。支援の実際について、以下にその一部をご紹介します。

1）食中毒が発生したときの現地対応

派遣者全員の健康面談を実施し、体調を確認しました。また、現地の調理担当者と同行する形で調理場や食堂の視察を行いました。食品管理の方法、冷蔵庫や冷凍庫の温度管理、調理器具の保管方法、厨房の消毒などについて指摘事項、改善案をまとめ、英訳して現地の食堂を運営する会社に改善を依頼しました。

海外では、改善してほしいことを正確に伝えるためには、担当者と同行して視察を行い、依頼事項をその国の言語に翻訳して伝えることが重要だと感じました。また、派遣者には現地での健康講話の中で、手洗いの重要性、体調不良になった際の対処方法についても伝えました。その結果、食中毒の話は聞かなくなりました。

2）生活環境改善への対応

海外現地では、現地の宿舎での生活となり、食事は現地の方が作ることが多く、味付けや食材に不満を持つ派遣者が多くいます。自由に買い物に行けない環境での食事は楽しみの一つであり、仕事への活力にもなります。派遣者の「たまには和食が食べたい」「薄味にしてほしい」などの要望をプロジェクト責任者に伝えたところ、日本人シェフを雇用し、和食も食べられるように配慮していただきました。

2回目の訪問時には、食堂に一部小上がりの部屋が作られ、カラオケセットが完備され、居酒屋風にアレンジされていました（**図2**）。シェフが「おかえりなさい、お疲れ

さま」と迎えてくれる環境が整い、派遣者の皆さんは笑顔でした（この日本人シェフは他の国の現地にも同行し、派遣者の胃袋と心の支えになってくださいました）。

3）海外現地訪問後の健康支援

海外現地を訪問することで、派遣者と同じ場所に立ち、厳しい環境を共有することができました。その結果、訪問後には心身の体調不良を産業看護職にメールで連絡してくれるケースが増えました。そうした場合、本人と連絡を取り、状況に応じて本人の同意を得て上司に連絡し、帰国していただいたケースもありました。

4）災害時の対応

海外現地で災害が発生した際、派遣者のメンタル面をサポートするために緊急訪問の依頼がありました。災害が発生した部門の対象者の方々と時間をかけて面談し、帰国が必要な方がいないか確認しました。気になる方については、定期的にメールや電話でフォローを行いました。このように、プロジェクトの責任者からの海外現地への訪問依頼が増加しました。

5）海外通信の発行

現地訪問をきっかけに、産業保健チームで話し合った結果、毎月「海外通信」を発行することにしました（図3）。その後、プロジェクト側から産業看護職への海外現地訪問の依頼件数が増え、また発信先のグループ会社社長より「会社表彰」もいただきました。現地からは「毎月、皆の健康を気にしてくれるお便りが届き、これら全てが、現地で働くわれわれの安心感と一体感をもたらしてくれます」との返信も届きました。

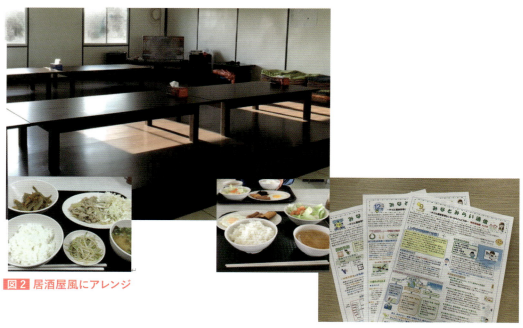

図2 居酒屋風にアレンジ

図3 海外通信

表3 海外現地巡回訪問の PDCA サイクル

Plan（計画）	・プロジェクト担当者と訪問日程の調整、現地からの要望の確認 ・面談対象者の情報収集（健診結果の確認、長時間労働対象者の確認、管理者への聞き取りなど） ・現地の情報収集（訪問国の環境、医療状況、プロジェクトの進捗状況など） ・手作りファイル作成（健康管理室の連絡先周知を兼ねて） ・アンケート作成（生活環境、体調、業務の困りごと、健康相談の必要性など）
Do（実行）	・現地視察：職場環境（現場・事務所）、食堂・調理場の衛生環境、現地内クリニック・救急車の設備確認 ・健康相談：面談対象者1人当たり20分を目安に実施 ・健康講演会：産業医・保健師による講演会をプロジェクトの要望に合わせて実施 ・日本大使館医務官訪問：現地の医療事情の情報収集 ・医療環境調査：病院・クリニックの訪問 ・生活環境調査：住居・スーパー・薬局・飲食店の調査 ・フィードバック：健康相談や現地視察の気づき、フォローが必要な対象者の有無、社員からの要望を現地の責任者に報告
Check（評価）	・プロジェクト担当者との連携は図れたか ・大使館訪問や医療環境調査から得られた情報の評価 ・面談結果に基づき、産業医とフォロー対象者の選定、方法の検討 ・資料の準備状況の評価 ・アンケート結果の集計、報告資料の作成
Action（対策・改善）	・フォロー対象者に対する継続的な支援（メール、電話、Web 面談） ・フォロー対象者の一時帰国時に直接面談し、体調確認 ・海外現地へ定期的に「海外通信」を作成・発行 ・海外現地所長と連携し、気になる人について早めに連絡してもらい、早期対応 ・海外現地訪問の振り返り、改善事項の検討、プロジェクト責任者への報告

おわりに

　海外派遣者への健康支援は極めて重要です。当社のエンジニアリング事業においても、国内とは異なる環境で働く派遣者の健康と安全を守るために、現地を訪問し現状を把握し、派遣者の健康課題を解決するために産業保健チームとして何ができるか話し合い、PDCA サイクルを回しながら、さまざまな取り組みを行ってきました（**表3**）。

　現地での健康支援（保健相談）において重要なことは、海外現地で実施できることを対象者と一緒に考え、支援していくことだと思います。また、実施に必要な環境を整えるため、状況に応じて産業看護職として組織に働きかけていくことも必要です。今後も引き続き、海外派遣者の健康と安全を第一に考え、海外派遣者が安心して業務に専念できるよう、産業保健チーム一丸となって取り組んでいきたいと思います。

黒石 宏美

第3章 ❹ 特別なニーズを持つ労働者への支援

4 女性への健康支援

はじめに

　女性の社会進出に伴い、女性特有の健康が重要視されています。2024年2月、女性特有の健康課題による労働損失などの経済損失は社会全体で年間約3.4兆円と推計され[1]、労働生産性へ影響を及ぼすことが明白となりました。これは、女性の多くの健康課題の中で特に規模が大きく、経済損失が短期で発生し職域での対応が期待される4項目（月経随伴症、更年期症状、婦人科がん、不妊治療）から算出されています[1]。本稿では労働世代の女性が多く占める性成熟期と更年期を中心に、女性の注意すべき疾患や症状をまとめました（図1）[2]。

性成熟期の注意すべき疾患や症状

　月経困難症は、月経期間中に月経に随伴して起こる病的症状と定義され、機能性（原因疾患がない）と器質性（原因疾患がある）に二別されます。症状は下腹部痛、腰痛、

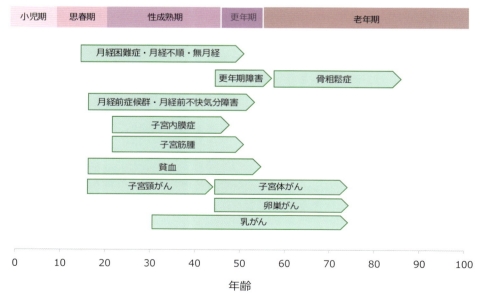

図1 各疾患と好発年齢

（文献2を参考に作成）

腹部膨満感、嘔気、頭痛、疲労・脱力感、食欲不振、いらいら、下痢および憂うつの順に多く[3]、有病率は16～91％と報告による差があり、仕事や生活に支障を来す重症例は2～29％であると言われています[4]。月経困難症の重症度評価として月経困難症スコア（0～6点、合計3点以上が受診勧奨）[5]が知られていますが、原因疾患の有無を問診や重症度で判断することは難しく、診断には婦人科への受診が必須です。

　器質性月経困難症を起こす代表疾患の一つに子宮内膜症があります。生殖年齢女性の約10％に発生するとされ、初経が早い、月経周期が短い、月経日数が長い、やせなどがリスクファクターだと言われています[6]。子宮内膜症患者の88％に月経困難症を認め、月経時以外の下腹部痛、腰痛、性交痛、排便痛の頻度も高いです[7]。さらに、不妊症の主な原因の一つであり、早期治療が予後を左右することもあり早期発見が重要です。

　過多月経とは、月経の出血量が異常に多いもの（通常140mL以上）を言い、結果として鉄欠乏性貧血を伴っていることが多い病態です[1]。しかしながら、1周期の月経量を正確に測定することは難しく、客観的に評価する指標がないため、臨床的には「夜用ナプキンが漏れるほど出血する」「大きな血の塊が出る」といった症状を参考にします。原因疾患として、子宮筋腫、子宮腺筋症、子宮内膜症、子宮内腔病変などがありますが、器質的な異常を認めない場合もあります。

　周期的に月経が発来すべき年齢層の女性において一定期間（3カ月以上）月経がない状態を無月経と言います[1]。問題となるのは生理的無月経（初経以前、閉経以後、妊娠、産褥、授乳期の無月経）以外の病的無月経で、原因として間脳下垂体障害、卵巣機能不全、高度の子宮発育不全、薬剤性などが挙げられます。無治療により子宮体がん、低エストロゲンによる子宮萎縮や不妊、骨密度の低下による将来の骨粗鬆症などのリスクが上がるため、治療が必要な病態です。

　月経前症候群（PMS）は、「月経前3～10日間の黄体後期に発症する多種多様な精神的あるいは身体的症状で、月経発来とともに減弱あるいは消失するもの」と定義され[3]、うち精神症状が主体で強いものを月経前不快気分障害（PMDD）と言います。軽症を含めると70～80％の女性が経験し、治療対象のPMSは5.4％、PMDDは1.2％だと言われています[8]。米国産婦人科学会の診断基準では、過去3回の連続した月経周期のそれぞれにおける月経前5日間に情緒的症状（抑うつ、怒りの爆発、易刺激性・いら立ち、不安、混乱、社会的引きこもり）、身体的症状（乳房緊満感・腫脹、腹部膨満感、頭痛、関節痛・筋肉痛、体重増加、四肢の腫脹・浮腫）のうち少なくとも1つが存在すればPMSと診断されます。また、PMDDに関して米国精神医学会は、抑うつ障害群の一病態として、代表的精神症状（感情の不安定性、いら立ち・怒り、抑うつ気分・絶望感、不安・緊張、など）や、発現・減退について、具体的に診断基準を示していますが[9]、患者自身の苦悩やQOL低下の程度、治療希望の有無で判断する部分もあり、難しい疾

患です。婦人科のみならず、精神科との連携が必要となってくる場合もあります。

更年期の注意すべき疾患や症状

日本人女性の平均閉経年齢は 49.5±3.5 歳で[9]、閉経前後 5 年の計 10 年を更年期と言います[3]。また、「更年期に現れる多種多様な症状の中で、器質的変化に起因しない症状」を更年期症状と言い、「更年期症状の中で日常生活に支障を来す病態」を更年期障害と言います[3]。日本人の更年期症状の特徴として、倦怠感、肩こり、物忘れなどの症状の頻度が高く、のぼせ（ホットフラッシュ）や発汗などの血管運動神経症状よりも多いと言われています[10]。さらに、加齢に伴うエストロゲン欠乏症状の変化として、月経異常（希発月経、機能性出血）、血管運動神経症状（のぼせ、異常発汗、めまい）、精神神経症状（頭重感、倦怠感、不眠、不安、憂うつ、記銘力低下）、泌尿器・生殖器の萎縮症状（萎縮性腟炎、外陰掻痒症、性交障害、尿失禁）、心血管系疾患（動脈硬化、高血圧、脳卒中、冠不全）、骨粗鬆症（脊椎椎体骨折、橈骨骨折、大腿骨頚部骨折）が挙げられ、これらは更年期以降急激に増加します。特に骨量減少（骨吸収亢進）、脂質異常症、動脈硬化は自覚症状のないまま徐々に進行するため注意が必要です。

おわりに

労働世代の女性が抱える健康課題は多岐にわたり、全ての人が受診の必要性を自分で判断できるとは限りません。受診が必要な人に対して適切に婦人科への受診勧奨を行うことが、今後の課題の一つであると考えます。

引用・参考文献

1) 経済産業省ヘルスケア産業課. 女性特有の健康課題による経済損失の試算と健康経営の必要性について. 2024. https://www.meti.go.jp/policy/mono_info_service/healthcare/downloadfiles/jyosei_keizaisonshitsu.pdf
2) 厚生労働省. "女性特有の健康問題". 働く女性の心とからだの応援サイト. https://www.bosei-navi.mhlw.go.jp/health/health-issues.html
3) 日本産科婦人科学会. 産科婦人科用語集・用語解説集. 改訂第 4 版. 東京, 日本産科婦人科学会, 2018.
4) Ju, H. et al. The prevalence and risk factors of dysmenorrhea. Epidemiologic reviews. 36, 2014, 104-13.
5) Harada, T. et al. Low-dose oral contraceptive pill for dysmenorrhea associated with endometriosis: a placebo-controlled, double-blind, randomized trial. Fertility and sterility. 90 (5), 2008, 1583-8.
6) Bonavina, G. et al. Endometriosis-associated infertility: From pathophysiology to tailored treatment. Frontiers in Endocrinology. 2022, 13, 2022, 1020827.
7) 日本産科婦人科学会. 子宮内膜症取扱い規約 第 2 部 診療編. 第 3 版. 東京, 金原出版, 2021, 2-3.
8) Takeda, T. et al. Prevalence of premenstrual syndrome and premenstrual dysphoric disorder in Japanese women. Archives of women's mental health. 9 (4), 2006, 209-12.
9) 日本精神神経学会監修. DSM-5 精神疾患の診断・統計マニュアル. 髙橋三郎ほか監訳. 染矢俊幸ほか訳. 東京, 医学書院, 2014.
10) 日本産科婦人科学会. 教育・用語委員会報告：「本邦女性の閉経年齢について」に関する委員会提案理由. 日本産科婦人科学会雑誌. 47 (4), 1995, 449-51.
11) 日本女性医学学会. 女性医学ガイドブック 更年期医療編. 2019 年度版. 東京, 金原出版, 2021.

浅沼 栄里

第3章 ❹ 特別なニーズを持つ労働者への支援

5 高年齢労働者への健康支援

高年齢労働者の現状と働く意義

「高年齢者等の雇用の安定等に関する法律」の改正により、2025年4月から原則65歳までの希望者全員を継続雇用することが義務となり、70歳までの継続雇用が努力義務となりました[1]。「令和6年版高齢社会白書」によると、労働力人口における65歳以上の者の割合は13.4%で、労働力人口比率（人口に占める労働力人口の割合）は65〜69歳で53.5%、70〜74歳では34.5%でした[2]。

高年齢者の健康寿命延伸にはフレイル予防が重要です。「フレイル診療ガイド2018」では、フレイルを「要介護状態に至る前段階として位置づけられるが、身体的脆弱性のみならず精神・心理的脆弱性や社会的脆弱性などの多面的問題を抱えやすく、自立障害や死亡を含む健康障害を招きやすいハイリスク状態」と定義しています[3]。フレイルにはロコモティブシンドロームなどによる身体的フレイル、うつや認知機能低下による精神・心理的フレイル、孤独感や閉じこもりなどによる社会的フレイルがあります。そして社会的フレイル予防のために、就労など社会参加することは、社会的な役割機能や知的能動性が維持向上し、手段的日常生活動作（IADL）が維持されることが期待できるとされています[4]。つまり、高年齢労働者の健康寿命延伸のためには働き続けることが効果的です。

高年齢労働者の定義

高年齢労働者の定義は決まっていませんが、65歳から前期高齢者となること、特定保健指導では65歳以上の該当者は全て動機付け支援となることから、本稿では65歳以上の労働者を高年齢労働者と定義します。

高年齢労働者への保健指導

「高年齢労働者の安全と健康確保のためのガイドライン」では、高年齢労働者は身体機能の変化が労働災害リスクにつながり得ることを理解し、自らの健康づくりに積極的に取り組むことが求められています[5]。保健指導では、身体機能の維持向上によるフレイル予防に取り組むこと、生活習慣の改善により病気の発症や重症化を予防することが重要です。しかし高齢者は長年の生活で培った習慣や人生観など百人百様です。画一

的な指導ではなく、本人の価値観を受け止めながら健康寿命延伸のために何ができるか、一緒に考えます。

病気の発症予防と重症化予防

健診結果から、病気の発症または現在抱えている病気が重症化しないように保健指導を行います。たとえ通院中であっても健診結果が異常値であれば合併症などのリスクがあるため、薬物治療と合わせて生活習慣改善を行う必要性を指導します。

1）低栄養を予防しよう

フレイルの原因となる低栄養を予防するためには、日々の食事が重要です。簡易栄養状態評価表（MNA®-SF）では過去3カ月で3kg以上の意図しない体重減少があった場合に低栄養のリスクがあると判断します[6]。健診結果においても体重を前回歴と比較することで確認できます。また、65歳以上の低栄養傾向はBMI 20以下としており、「令和4年国民健康・栄養調査」では、65〜69歳の男性の7.3%、女性の24.6%が低栄養傾向であると報告されています[7]。

低栄養の評価指標の一つにアルブミンがあり、日本人間ドック・予防医療学会では3.9以上を基準としています。アルブミンが低下する原因は低栄養のほか肝機能障害やネフローゼなどがあり、低アルブミン状態だけで低栄養とは判断できませんので、体重やBMI、日々の食事量なども含めて評価します。

栄養状態改善のためには蛋白質の摂取が必要です。「日本人の食事摂取基準2020」によると、65歳以上の一日の蛋白質推奨摂取量は男性60g、女性50gとされています[8]。蛋白質を多く含む食品は肉類、卵類、乳製品、魚類、大豆食品などです。

高年齢労働者の中には口腔機能が低下している方もおられます。食べやすい豆腐やひき肉、ヨーグルトなどを勧めたり、口腔体操を紹介します。また、一回の食事で必要量が食べられない方には分食や補食を提案します。

骨折による入院やADL低下を予防するためにカルシウムの摂取も大切です。特に牛乳はカルシウムと蛋白質を両方摂取できる食品ですので、一日コップ1杯（200mL）を目安にしましょう。

2）今よりも活動量を増やそう

フレイルやロコモを予防するためには、運動習慣の確立が大切です。「健康づくりのための身体活動・運動ガイド2023」では、65歳以上の方は一日6,000歩以上の身体活動と週3回以上の有酸素や筋トレなどの運動を推奨しています[9]。推奨値を達成できなくても、今よりも体を動かすことを心がけることも記されています[9]。保健指導では、身体機能の低下が事故や労働災害のリスクになることを踏まえ、体を動かすことで体力を維持・向上し、フレイルを予防していく必要性を伝えます。

3） 脳卒中と認知症

　高年齢労働者の世代になると、認知症予防への関心も高いでしょう。フレイル予防は認知症予防に重なる部分もあり、高年齢労働者にとって行動変容のきっかけになるかもしれません。認知症予防には脳卒中予防が大切です。脳卒中は脳血管性認知症や後遺症による ADL 低下のリスクがあります。健診結果から、血圧、糖代謝、脂質の数値に異常がないか、心電図での心房細動や不整脈、飲酒、喫煙といったリスク因子を確認します[10]。保健指導では、「数値が高いから悪い」のではなく、このまま放置しておくと脳卒中や脳血管性認知症により将来の生活がどう変化するのかを高年齢労働者自身がイメージできるよう意識しましょう。

引用・参考文献
1) 厚生労働省. 高年齢者雇用安定法の改正：70 歳までの就業機会確保高年齢者等の雇用の安定等に関する法律. 2021.
https://www.mhlw.go.jp/stf/seisakunitsuite/bunya/koyou_roudou/koyou/koureisha/topics/tp120903-1_00001.html
2) 内閣府. 令和 6 年版高齢社会白書（全体版）. 2024.
https://www8.cao.go.jp/kourei/whitepaper/w-2024/html/zenbun/index.html
3) 荒井秀典編. フレイル診療ガイド 2018 年版. 東京, 一般社団法人日本老年医学会, 2018.
4) Fujiwara, Y. et al. Longitudinal changes in higher-level functional capacity of an older population living in a Japanese urban community. Archives of gerontology and geriatrics. 36 (2), 2003, 141-53.
5) 厚生労働省. 高年齢労働者の安全と健康確保のためのガイドライン（エイジフレンドリーガイドライン）. 2020.
https://www.mhlw.go.jp/content/11302000/000609494.pdf
6) Nestle Nutrition Institute. 簡易栄養状態評価表（MNAR-SF）.
https://www.mna-elderly.com/sites/default/files/2021-10/mna-mini-japanese.pdf
7) 厚生労働省. 令和 4 年 国民健康・栄養調査結果の概要. 2024.
https://www.mhlw.go.jp/content/10900000/001296359.pdf
8) 「日本人の食事摂取基準」策定検討会. 日本人の食事摂取基準（2020 年度版）. 2018.
https://www.mhlw.go.jp/content/10904750/000586553.pdf
9) 健康づくりのための身体活動基準・指針の改訂に関する検討会. 健康づくりのための身体活動・運動ガイド 2023. 2024.
https://www.mhlw.go.jp/content/001194020.pdf
10) 日本脳卒中学会 脳卒中ガイドライン委員会（改訂 2023）. 脳卒中治療ガイドライン 2021（改訂 2023）. 2023.
https://www.jsts.gr.jp/img/guideline2021_kaitei2023.pdf

今西 茂人

第3章 ④ 特別なニーズを持つ労働者への支援

6 LGBTQ＋

LGBTQ＋とLGBT理解増進法

　LGBTQ＋とは、セクシュアルマイノリティ（性的少数者）全般を指し、Lesbian（レズビアン）、Gay（ゲイ）、Bisexual（バイセクシュアル）、Transgender（トランスジェンダー）、Questioning（クエスチョニング）の頭文字をまとめたものです（表1）[1]。「＋」には、これらのセクシュアリティ以外に、さまざまなセクシュアリティがあるという意味が込められています。

　日本では2023年6月に「性的指向及びジェンダーアイデンティティの多様性に関する国民の理解の増進に関する法律（LGBT理解増進法[2]）」が成立・施行されました。第三条において、全ての国民が、その性的指向又はジェンダーアイデンティティにかかわらず、等しく基本的人権を享有するかけがえのない個人として尊重されるものであるとの理念にのっとり、性的指向及びジェンダーアイデンティティを理由とする不当な差別はあってはならないものであるとされています。

　産業看護職は、法や指針の内容や基本理念を理解し、多様性に開かれた職場環境をつくるために支援していくことが重要です。法律の第六条において、事業主は「普及啓発、就業環境の整備、相談の機会の確保等を行うことにより性的指向及びジェンダーアイデンティティの多様性に関する当該労働者の理解の増進に自ら努める」と努力義務が定められています。相談や就業環境の整備といった点では、産業看護職が貢献できることも多いと考えます。

表1 LGBTQとは

Lesbian（レズビアン）	女性同性愛者
Gay（ゲイ）	男性同性愛者
Bisexual（バイセクシュアル）	両性愛者
Transgender（トランスジェンダー）	出生時に法的・社会的に割り当てられた性別や、その性別に期待されるあり方とは異なる性別で生きている人・生きたい人
Questioning（クエスチョニング）	自らの性のあり方について特定の枠に属さない人、わからない人、決めたくない人。典型的な男性・女性ではないと感じる人

（文献1より作成）

産業看護職が知っておきたい知識、理解と支援

「性同一性障害」が「性別不合」に改称・再概念化され、ICD-11（国際疾病分類第11回改訂版）では新設された第17章「性の健康に関連する状態群」に組み込まれるようになりました。第6章「精神、行動、神経発達の疾患」とは切り離されたことになります。この背景には、性の健康を推進しようとするWHOの方針や、多様な性のあり方が社会的に認知されてきたことがあり、精神疾患・精神障害のスティグマを回避し、当事者がサービスにアクセスしやすくなると考えられます。

このように、LGBTQ＋の人々の社会的環境は、法律成立も含めて大きく変化しています。そのため、産業看護職はLGBTQ＋に関する知識をアップデートしていく必要があります。そして、産業看護職は、産業保健活動に従事する際、常に職場内にLGBTQ＋の人々が必ず存在することを意識し、忘れず、理解啓発を勧め、誰でも気持ちよく働ける職場環境づくりを目指しましょう。実際にLGBTQ＋をオープンにしていない人がいる場合でも、多様なセクシュアリティを尊重する環境は、一人ひとりを大切にする職場へとつながります。

LGBTQ＋の人々は個々で違いますので、職場において画一的な対応は不要です。法的あるいは会社の制度を整えれば解決するものではないため、職場の人々の共感や理解を促していく必要があります。そのため、産業看護職は、LGBTQ＋当事者である従業員だけでなく、配慮を行うことが求められる管理監督者や周囲の従業員に、日頃からアウティング（本人の同意なく第三者に性的指向や性自認を暴露すること）やハラスメントの防止に関する啓発教育を行うことが求められます。

また、安易なカミングアウトは、本人に対する差別や偏見につながったり、本人自身のメンタルヘルス不調につながったりするリスクがあります。産業看護職は、事業所内のサポート体制を整え、どのようなサポート資源があるのかを確認し、必要に応じてLGBTQ＋の人々に資源を紹介できるとよいでしょう。例えば、内閣府の性的指向およびジェンダーアイデンティティに関する相談窓口一覧[3]やよりそいホットラインの24時間フリーダイヤルの相談窓口[4]も参考になると思います。

Ally（アライ：支援者）であることを伝えることも大切です。従業員の目につくように、面談室や事業所内にLGBTQ＋への理解・応援を示す6色のレインボーフラッグを置いたり、LGBTQ＋に関する書籍を置くのもよいでしょう。

職場の制度は男女を前提にしているため、トイレ・更衣室の使用や制服の着用に困る人がいたり、法的な婚姻関係を前提にしているため扶養手当をはじめLGBTQ＋の人々が利用しにくいものも多くあります。加えて、当事者以外の人が意図せず、悪気なく話す髪型、服装などの日常会話や、恋愛や結婚の話に、孤独感や疎外感を感じることもあ

ります。性別は個人情報であることに留意し、各書類において不要な性別欄を削除していきましょう。緊急連絡先は法律上の家族に限定せず、同性パートナーも記載できるようにしてみましょう。さらには、ミーティングなどでの三人称の呼び方、女性あるいは男性に限定した服装ルールなどを排除しましょう。このように、産業看護職として少しずつできることから発信し、誰もが働きやすい職場づくりを進めていきましょう。

引用・参考文献

1) 東京レインボープライド．LGBTQ ＋とは．
https://tokyorainbowpride.org/learn/lgbtq/
2) e-GOV 法令検索．性的指向及びジェンダーアイデンティティの多様性に関する国民の理解の増進に関する法律．2023 年6 月 23 日施行．
https://laws.e-gov.go.jp/law/505AC1000000068
3) 内閣府．性的指向・ジェンダーアイデンティティ理解増進．リーフレット「性的指向及びジェンダーアイデンティティの多様性に関する国民の理解の増進に関する法律を知っていますか?」．
https://www8.cao.go.jp/rikaizoshin/koho/pdf/flyer2.pdf
4) よりそいホットライン．性的指向（好きになる性）や性自認（自分の認識する性別）に関してお悩みの方へ．
https://www.since2011.net/yorisoi/n4/

三木 明子

Memo

Memo

Memo

●読者のみなさまへ●
このたびは、本増刊をご購読いただき、誠にありがとうございました。産業保健と看護編集室では、今後も
皆さまのお役に立つ増刊の刊行を目指してまいります。つきましては、本書に関するご感想・ご提案などが
ございましたら当編集室（ohn@medica.co.jp）までお寄せくださいますよう、お願い申し上げます。

産業保健と看護　2025年春季増刊（通巻107号）

アセスメントと対話のコツをつかむ
保健指導ブラッシュアップ BOOK

2025 年 4 月 20 日　発行

定価（本体 3,200 円+税）

ISBN978-4-8404-8735-1
乱丁・落丁がありましたらお取り替えいたします。
無断転載を禁ず。

Printed and bound in Japan

売上の一部は、各種団体への寄付を通じて、
社会貢献活動に活用されています。

編著　　鳥羽山睦子
発行人　　長谷川 翔
編集担当　稲垣賀恵／木村有希子
編集制作　オフィス・ワニ
本文イラスト　中村恵子
本文 DTP　株式会社明昌堂
表紙・本文デザイン　株式会社創基

発行所　　株式会社メディカ出版
　　　　〒 532-8588 大阪市淀川区宮原 3-4-30
　　　　ニッセイ新大阪ビル 16F
　　　　編集　TEL 03-5777-2288
　　　　お客様センター　TEL 0120-276-115
広告窓口／総広告代理店　株式会社メディカ・アド
　　　　TEL 03-5776-1853

URL https://www.medica.co.jp/
E-mail ohn@medica.co.jp
印刷製本　株式会社シナノ パブリッシング プレス

●本誌に掲載する著作物の複製権・翻訳権・翻案権・上映権・譲渡権・公衆送信権（送信可能化権を含む）は株式会社メディカ出版が
　保有します。
● JCOPY 〈（社）出版者著作権管理機構 委託出版物〉
本書の無断複写は著作権法上での例外を除き禁じられています。複写される場合は、そのつど事前に、（社）出版者著作権管理機構（電
話03-5244-5088、FAX 03-5244-5089、e-mail：info@jcopy.or.jp）の許諾を得てください。